死ぬまで歩きたい!

人生100年時代と足病医学

下北沢病院理事長・医師
久道勝也

大和書房

はじめに

私は今、東京都世田谷区にある下北沢病院の最上階、6階にいます。この病院は100床にも満たない、決して大きな病院ではありません。

けれども、一つ胸を張れることがあります。それはこの病院が、アジアで唯一の足病《そくびょう》総合病院であるということです。

下北沢病院が擁《よう》する診療科は、整形外科、皮膚科、血管外科、形成外科、糖尿病内科と感染症科、腎臓内科、麻酔科。

「それって、他の病院でも普通に目にする診療科じゃないの？」

たしかにそのとおり。

ただ、普通の病院と違っているのは、私たちが「足のみ」を診るということです。足を一つの臓器としてとらえ、足と歩行に関するすべてを診る。それが私のいる下北沢病院なのです。

ここで、あなたは再び疑問を持つかもしれません。

「どうして足と歩行を診るという珍しい病院をつくったの？」

答えは簡単。「歩く」ということが、「歩き続ける」という行為が、人生の質を大きく決めてしまうからです。


「人生１００年時代」といわれ、１００歳まで生きることにリアリティを感じる人も増えつつあります。けれども、なぜか「歩く」「歩き続ける」ことの意味には無頓着な人が多いような気がしてなりません。

ことに人生の後半を迎える50代から先、しっかり歩けるということがどれほど貴重な意味を持つのか。今、それをもっと真剣に考え、１００年を歩き抜くための一歩を踏み出すことが求められているのではないでしょうか。


考えてもみてください。１００年というのはかなり膨大な時間です。

ほんの少し前まで、私たちは「１００歳」という響きに例外的な、特殊なイメージを重ねていました。今日まで１００年という時間単位は人生を測る物差しというより、歴史を測る物差しでした。

今から100年前といえば、たとえば世界は第一次世界大戦の終戦直後であり、日本では米騒動が起きていた頃です。「平民宰相」の原敬《はらたかし》がわが国の首相になり、維新の志士でもあった山形有朋《やまがたありとも》は、まだ現役として政治活動をしていました。関東大震災の発生が1923年。100年前にはまだ起こっていないのです。そう考えると、ちょっと気が遠くなるくらいの長い時間です。

この膨大な量の時間が、私たち個人に与えられようとしています。他の先進国を含めて、世界の長寿時代の先頭を走るのが日本です。

しかし、喜んでばかりいられないのも事実です。日本では順調に平均寿命が延びているものの、自立して生活できる期間を表す、いわゆる「健康寿命」は伸び悩んでおり、実際の寿命より約10年も短いからです。

それ以外にも、課題は山積しています。

たとえば、とどまることを知らない少子高齢化。今後、年金や保険の制度はきちんと維持できるのでしょうか。不安に思わないほうが不思議なくらいです。

認知症や寝たきり、老老介護などは、すでに多くの人が直面しており、社会問題ともなっています。

誰もが薄々不安を抱えながらも、日々の忙しさを言い訳に、あるいは不安を直視するのを恐れるあまり、問題と向き合わないままいたずらに年齢を重ねています。

そして、しばしばこんな理想を口にします。

「歳をとって寝たきりになったり家族に迷惑をかけたりするのはごめんだ。最期は苦しまずにポックリ逝きたいものだ」

健康を保ったうえでの大往生、いわゆる「ピンピンコロリ」で人生の幕を閉じたいというわけです。

けれども、現実に65歳以上で「ピンピンコロリ」を実現できる人は3％以下です。願っているだけで実現するほど甘くはないのです。

では、いったいどうすれば私たちは人生１００年時代を幸せにまっとうすることができるのでしょうか。

そこで注目すべきが「歩くこと」です。

この本で、私がお伝えしたいメッセージはきわめてシンプルです。

「歩行を維持することが、人生の幸せを決める」

このひと言に尽きます。つまり、足の寿命こそがあなたの寿命なのです。

幸せな後半生の50年を楽しむには、なんといっても歩行維持による体力と脳の活性化が不可欠です。歩くことができる体力を維持しつつ、仕事や趣味を楽しみ続けられるかどうかが最大のポイントになるのは間違いありません。

本書は、アジアで唯一の足病専門病院から読者の皆さんに贈る、歩行を維持するための処方箋です。

ご紹介する知識やノウハウの多くは、北米を中心に100年以上にわたって発展してきた足病医学に基づいています。これに加えて、下北沢病院での患者さんたちの診療から得られた、さまざまな学びのエッセンスを詰め込んだつもりです。

とはいえ、私はこの本の中で耳にやさしいおとぎ話をするつもりは毛頭ありません。残念ながら、この本は「これを実践すればあなたは100歳まで健康に生きて、ピンピンコロリで眠るように幸せに死ぬことができるようになります」といった、呑気な処方箋で読者を安心させようとする、「ザ・健康本」ではないのです。

あなたにも、どこかで歩行を維持できなくなる瞬間が必ずやってきます。その後の人生はどのようなものであり、どのような風景が見えるのか。

それらの風景をどのようにとらえるか。さらにはどのように備え、どのように充実させて最期を迎えるか。そのための私なりの具体的な処方箋とヒントについても言及しています。

ほんの少しだけ、さわりをご紹介しておくならば、キーワードは「老人力」と「共感力」。そして「ストーリーをつくっていく力」ということになります。

詳しくは、ぜひ本書を読み進めていただければと思います。


いずれにしても、これからの私たちは、かなりの確率で長寿を得て、長い時間を生きていくことになります。

どうせ生きるなら、充実して幸せな人生を送りたいのはあなたも私も同じです。

むやみに楽観視するでもなく、いたずらに悲観的になるのでもなく、冷静にその方法を一緒に考えていければと思います。

では、さっそく幸せな100歳に向かって、一歩を踏み出しましょう！

久道勝也

『死ぬまで歩きたい!』

もくじ

第3章 100年歩くために今日からできること

第4章

歩き続けるために——足病医がすすめる足のケア

第5章

「歩く」モチベーションと共感力

第6章

老人力——セカンドライフストーリーをつくる

第7章
アジア初の足病院ができること

第1章

「人生100年時代」の落とし穴

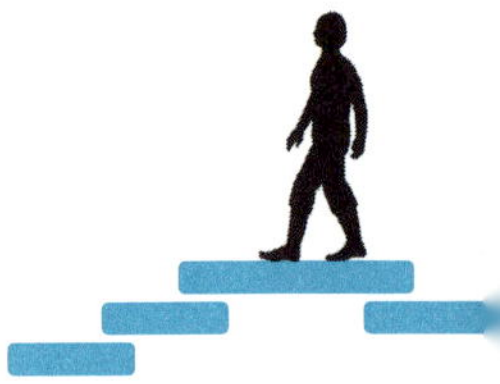

「人生１００年時代」の下り階段

人が１００歳まで当たり前に生きる時代

最近、「人生１００年時代」という言葉を頻繁に耳にするようになりました。

「人生１００年時代」とは、人が１００歳まで生きることが当たり前のようになる時代のことです。この言葉が広まるきっかけとなったのは、２０１６年に刊行された『ＬＩＦＥ ＳＨＩＦＴ（ライフ・シフト）——１００年時代の人生戦略』（リンダ・グラットン、アンドリュー・スコット著、東洋経済新報社）という本です。

この本は、人が１００歳を生きるという前提でライフステージの見直しを行うことを提案し、大きな話題となりました。２０１７年には「人生１００年時代」という言葉が流行語大賞にノミネートされるだけでなく、政府が「人生１００年時代構想会議」を設置し、人生１００年時代を見据えた経済や社会のあり方を議論するようになっています。

『ライフ・シフト』の前作にあたる『ワーク・シフト』も含めて、著者の主張はさまざまな示唆にとんでいますが、この本によると、「2007年にアメリカやカナダ、イタリア、フランスで生まれた子どもの50％は、少なくとも104歳まで生きる見通しだ。日本の子どもにいたっては、なんと107歳まで生きる確率が50％ある」と書かれています。

実際に、日本の平均寿命は、戦後の生活環境の改善や医療の進歩などを背景に、順調に延び続けています。2015年には男性80・79歳、女性87・5歳と、世界トップクラスの長寿国となっています。専門家は、今後も平均寿命が延び続け、人生100年時代が実際に到来することを予測しています。

人生後半の生き方が変わる

これから先、10年ごとに平均2〜3歳ペースで平均寿命が延びていることを踏まえると、若い人ほど長く生きる可能性が高いと予想されます。

2007年に生まれた子どもの50％が104歳まで生きるとして、その10年前の

1997年に生まれた人は101〜102歳まで生きる。さらに10年前の1987年生まれは98〜100歳、1977年生まれは95〜98歳、1967年生まれは92〜96歳、1957年生まれは89歳〜94歳。

さて、あなたはおよそ何歳まで生きるのでしょうか。

『ライフ・シフト』によると、人生100年時代が実現すると、人生のあり方が大きく変わると指摘しています。

たとえば、80代まで働くことが求められるようになり、20代で身につけた知識とスキルがまったく通用しなくなるので、新たなスキルを身につける必要が生じます。さらに、「教育」→「仕事」→「引退」以外の、複数のステージを経験する人が増え、若者と老人が同じ大学で学ぶのが当たり前になるような状況も予測されています。

何もしないで健康寿命は延ばせない

このように「人生100年時代」は老年期をポジティブにとらえようとする文脈で語られていますが、ここに一つの問題があります。平均寿命が延びても、健康に生きられる寿命が延びなければ、幸せな人生を生きることができないという問題です。

「健康寿命」とは、「健康上の問題で日常生活が制限されることなく生活できる期間」を表したものです。日本は、この健康寿命についても、男性71・19年、女性74・21年（2013年）と世界トップクラスに位置しています。

ただし、平均寿命と健康寿命の推移に注目してみると、この2つの寿命の差は、2001年から2013年にかけて、男性8・67年→9・2年、女性12・28年→12・4年となっています。

平均寿命と健康寿命との差は、日常生活に制限のある「不健康な期間」を意味します。不健康な期間が長引くと、生活の質（QOL）は低下します。

この先、医学のイノベーションによって不健康な期間が短縮されると主張する研究もありますが、実際にどうなるかはわかりません。

いずれにしても、人生100年時代をポジティブな文脈でとらえるには健康寿命の延長があってこそです。そしてそれは、生活習慣と大きく関係しているのは疑いようのない事実です。ただ100年生きれば幸せというわけではないのです。

何もしなくても健康寿命が延びると期待するのではなく、人生100年時代を生きるために健康を維持するという発想が必要になります。

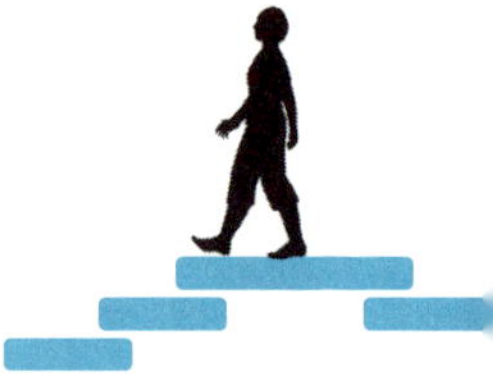

ピンピンコロリは現実的ではなかった

誰だって「PPK」したい

さて、「人生１００年」の最期、つまり死について、あなたはどのように迎えるイメージをお持ちでしょうか。

理想は、実際の寿命と健康寿命を可能な限り近づけることでしょう。誰だっていつまでも元気で人生をまっとうしたいのは当然です。

これを表した「ピンピンコロリ」という言葉があります。「ピンピンコロリ」とは、老後の人生を元気に暮らし、病気をしないままコロリと死にたいという願望であり、ローマ字表記の頭文字をとって「ＰＰＫ」とも略されます。

長野県佐久市の〝ピンコロ地蔵〟を筆頭に、全国各地にピンピンコロリを祈願するスポットがあり、高齢者が祈願している姿も目にするほどです。

実際に、私の身のまわりにも「ピンピンコロリを実現したい」と考える人はたくさんいます。誰だって、寝たきりになったり、病気で苦しんだりするのは嫌ですから、そう考えるのも無理はありません。

「誰にも迷惑をかけずに死ぬ」のは理想だけれど……

しかし、ピンピンコロリが実現する確率は、とても低いのが現実です。とくに、死の直前までピンピンしている状態は現実的ではないというのが、医療の現場では常識となっています。

現実の社会では「死の直前までピンピンしている」といえば、自殺や事故死などによる突然死のほうがはるかに確率は高いのですが、それは、多くの人にとってピンピンコロリのイメージとは大きくかけ離れたものでしょう。

そう考えると、ピンピンコロリというのは現実逃避、あるいは幻想に近いものがあるという事実を知っておく必要があります。苦しい経験をせずに、誰にも迷惑をかけずに死ぬ。これは、あくまでも理想論にすぎません。

「リアルな最期」を考えてみる

人が死に向かう3つのステップ

では、現実問題として、人はどのように死に向かっていくのでしょうか。

人間が衰えていくときには、一種のグローバルセオリーがあります。

まず一番目のステップは、歩行が困難になることです。自分の力で歩けなくなり、車いすに頼ったり、寝たきりになったりします。

二番目のステップは、排泄が困難になることです。排泄障害は、排尿障害と排便障害に分かれます。排尿障害には、尿をためられずに漏れてしまう、尿が出にくい状態、排便障害には、排便を我慢できずに漏れてしまう、便が出にくくて詰まってしまう、といった症状があります。

三番目は、食べられなくなるというステップです。高齢になると、徐々に食事量が減り、ついには食事ができなくなります。自分の力で食べられないケースもあれば、口に食べ物を入れると誤嚥《ごえん》（食べ物が食道ではなく誤って気管に入ってしまった状態）を起こし、生命の危険を招くことも考えられます。

ここで胃にチューブを入れて栄養を流しこむ胃瘻《いろう》を選択するケースもあるわけです。

そして最終ステップである死を迎えるという順序です。

階段を降りていくイメージ

多くの人が思い描く、「ピンピンコロリ」の人生を、私たちが歩いている道にたとえると、ずっと平坦な道を進み続け最後にぷっつりと道が終わるようなイメージです。

これに対して、現実はというと、階段を降りていくイメージが近いのではないかと思います。道を進んでいくなかで、「歩行」「排泄」「食事」ができなくなったときに、段差が大きくできる感じでしょうか。しかもこの3つ（段）の階段の高さは、一歩降りるごとに一段一段の高さがどんどん大きくなっているのです。

これはそれぞれの段階に至って、介護を含めた必要医療経費が等比級数的にふくらむことからも明らかです。

3つの下りステップ

人生最後の下り階段は、歩行、排泄、食事の順に段差が高く、一段降りると再び昇るのが困難になる。歩行さえ維持できていれば、この階段を降りることを遅らせることができる。

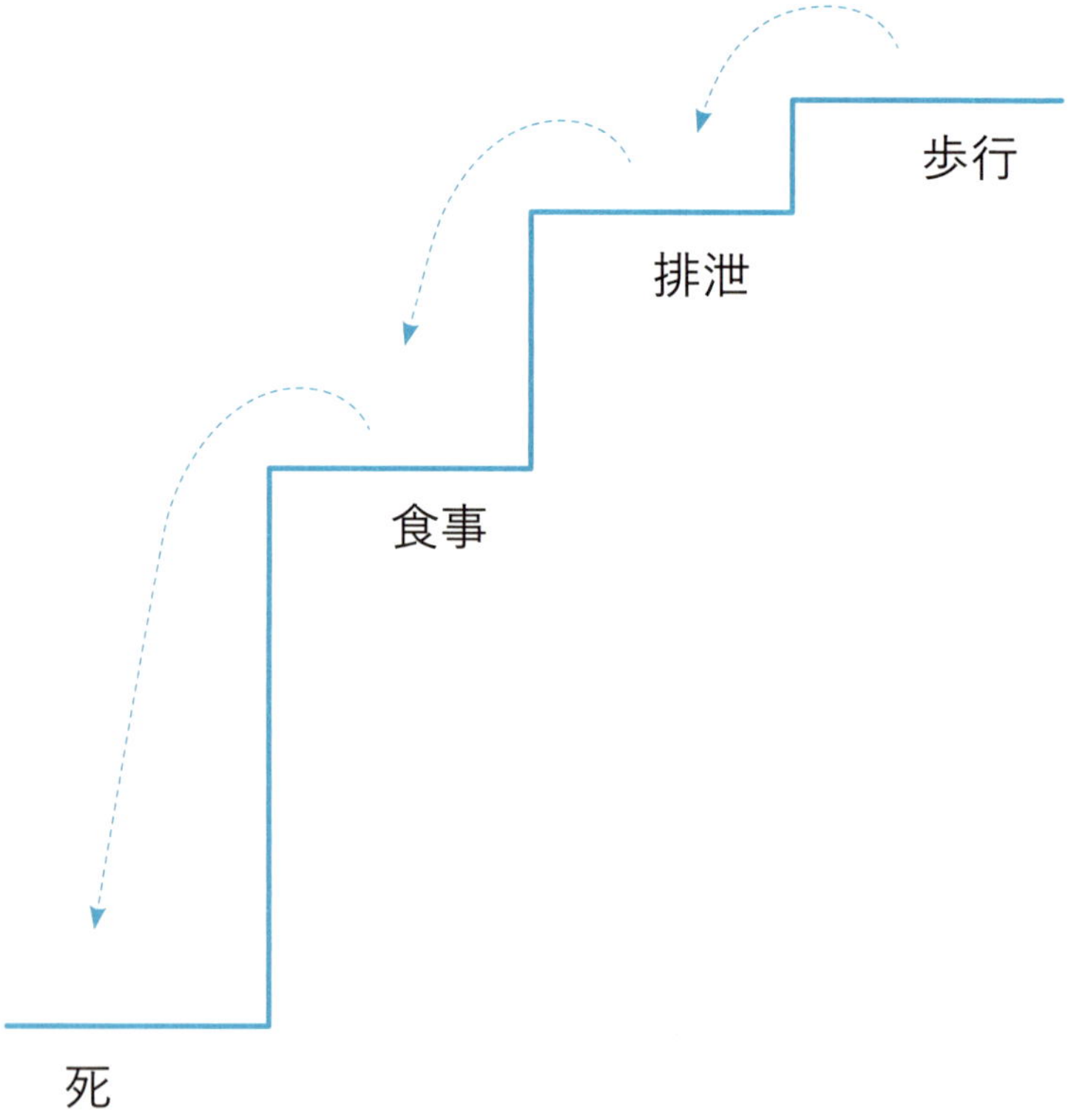

まず大切なのは、誰もが人生の終盤で、この下り階段を経験するという事実をきちんと知ることです。そのうえで、その階段はどのようなものであり、どう降りていくべきなのかを考えておく必要もあります。

そのうえで、最後の下り3階段を降りるのを、できる限り遅らせることが重要です。それにはどうしたらよいのでしょう。

そのカギを握るのは歩行です。先ほど述べたように、人生の下り階段の最初のステップは「歩行が維持できなくなること」です。歩行をできる限り維持することで、その階段を降りるのを遅らせることができます。そのためには何をすべきか。私たちはもっとも日常的な動作である「歩く」ということをあらためて考え直してみる必要があります。

COLUMN 1

足病医学が社会にできること

歩行の維持ができなくなると、そのサポートにかかる人やお金は等比級数的に増えていきます。それをわかりやすく実感できるのが、次の必要介護量を点数化したものです。歩行能力が低下した場合の介護保険による介護サービスの介護量を1点としています。

■ 必要介護量

歩行介助	1点
衣服着脱介助	3点
おむつの交換	8点
経管栄養介助	9点
おむつ＋胃瘻・経管栄養介助	40点/6年

※国際医療福祉大学　高橋泰氏の算出

第１章でお話しした「下り階段を降りる」ごとに、著しく点数が増えているのがよくわかります。また歩行速度は、老化スクリーニングのベストな方法と考えられます。歩行速度と認知症、その他の発症の明確な相関があります。

歩行が維持できないと認知症、糖尿病、脳血管障害その他の予防にもっとも効果的な手段である歩行運動ができないからです。足病医療の介入によって、歩行を維持し階段を降りるのを遅らせることができた場合、支援に必要な人的・金銭的リソースが著しく削減されるはずです。また、健康寿命が延びた高齢者が、社会参加することによる効果も考えると、足病医学のもたらす経済効果ははかり知れません。

第2章

「歩くこと」から始めよう

足の健康と歩行がＱＯＬを決める

足を専門に診る足病医

歩くというのは、あまりに日常的な動作だからでしょうか。健康と歩行・ウォーキングなどについて、多くの情報があふれかえっています。ネットで調べてみても、医師を含め、さまざまな分野の人がさまざまなことを述べており、ときにその主張は正反対だったりもします。いったい何を信じればよいのか、医療者であっても途方にくれてしまうほどです。

そんななかで信頼すべき大きな柱となりうるのが、北米を中心に発展してきた「足病医学＝ポダイアトリー」です。この医学は１００年以上の歴史を持ち、正しい医学的証拠のうえに築かれた医療分野です。

私の足病医学との出会いは、もう十数年前になります。当時、米国に留学していたのですが、ある医師の診察を見学する機会がありました。彼は高齢者を専門的に診る老年内科という診療科の教授で、世界的に高名な医師でした。当然のことながら、彼の外来にはお年寄りばかりが集まります。70代前半の患者さんなどまだまだ「若造」という扱いで、来たるべき超高齢社会を先取りしたような光景でした。

そんな彼の外来を見学しているとき、聞き慣れない言葉を耳にしました。彼はしばしば患者さんに「ポダイアトリストに診てもらって」というのです。「ポダイアトリスト？なんだそれは？」と、辞書を引いてみると「podiatrist（医）―足病医」とあります。日本では聞いたことのない医学用語です。同僚に尋ねたところ、「ポダイアトリストとは足を専門的に診る医者のこと」と教えてくれたのです。

さらにその後も注意して教授の外来を見ていると、必ずしも足の痛みなどの症状を訴えていない患者さんもどんどん足病医に送ります。さすがに不思議に思って、教授に尋ねてみました。

「なぜ足の訴えのない患者を、足病医に診せるのですか？」

教授の答えは「老人のＱＯＬは、足の健康と歩行状態が決めるからだよ」。加えて「足と歩行の評価や治療は自分にはできない。足病医は歩行のプロフェッショナルなんだ。プロにまかせるのが一番安全だ」とのことでした。

その後、さまざまな機会に、私は足病医の診療がいかに北米の人々の生活の質を変えているかを目の当たりにします。同時に、その存在が医学界を含めて日本人にはほとんど知られていないことを大変に歯がゆく思ったのです。ちなみに全米の足病医の人数は、歯科医の人数とほぼ同数の1万5000人です。アメリカ人にとって、足病医は歯科医師と同じような日常の存在です。

医師を含め、ほとんどの日本人が足病医と足病医学を知りません。しかし、超高齢社会を迎えている日本人にとって福音となりうる重要な医療であるのは間違いないことです。

足の異常の早期発見がカギ

足病医学が日本社会にどのような意味を持つのか、いろいろな答え方ができると思いますが、まず何といっても足のトラブルへの早期介入だと考えます。

たとえば、がんであれ、糖尿病のような生活習慣病であれ、早期の治療や予防こそがカギであることは常識です。治療が早ければ早いほど、治療内容も簡単で済み、お金もかかりません。当然治療期間も短く、体へのダメージも少なく済みます。

それでは、足や歩行にとっての早期病変といえば何でしょう。たとえば、足のタコやウオノメ、皮膚のカサカサやかゆみ。足のだるさ、痛み、こむら返り。これらはすべて足の早期病変であり、後々なんらかの重病につながる可能性があります。しかし、このようなことをどれだけの人が認識しているでしょうか。

たとえばおなかが痛いとき、胸が痛いとき、強烈な痛みでなくとも、多くの人は比較的早い段階で病院を受診すると思います。しかし先にあげたような、足の不調を伴う早期病変のときはどうでしょう。足の痛みが少し続いているとき、あるいはタコやウオノメですぐに病院に行くでしょうか。多くの人はなんとなく我慢するのではないでしょうか。あるいは誰かに診てもらうとして、果たして、病院に行くべきなのか、あるいはフットケアサロンか整体か……。

大事をとって病院に行くと決めたとしても、何科を受診すればよいのでしょう。整形外科？　皮膚科？

このようなときに、足病医学と足病医は大きな役割を果たします。そもそもレントゲンに明らかに異常が出る段階では遅いのです。**レントゲンで異常が出ているという**

ことは、多くの場合すでに不可逆な（元に戻らない）変形が起きているということです。本当はもっと早く介入する必要があります。そのような段階で的確な指導をし、ときに治療的介入をするのが足病医の大きな役目の一つなのです。

今にしてみれば、老年内科の教授が足のトラブルを訴えていない患者も含めて足病医の受診をすすめていた理屈がよく理解できます。お年寄りには、痛みを訴えていなくても足が大きく変形している人もいます。また、糖尿病の神経性障害を抱えている人は、足に異変があっても痛みに気づきません。つまり、痛みを含む自覚症状だけを基準にすることはできないのです。

そういった状況をすぐに理解できたわけではないのですが、ポダイアトリーを知るにつれ、これは日本においても、これから必要になる分野であると確信したのです。

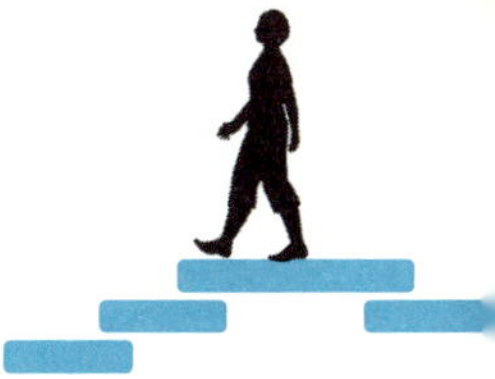

足と足病医について知っておきたいこと

足のお医者さんとは

ロサンゼルスにあるメソジスト病院の手術室では、足病医のリノイエ医師が、糖尿病が原因で大きく変形した足（シャルコー足）の形を歩行可能に矯正する手術を行っています。その手術のあとも重症外反母趾《がいはんぼし》、強剛母趾《きょうごうぼし》、関節亜脱臼矯正などの手術を素晴らしいスピードで次々とこなしていきます。彼は、私にとって同世代の医師であり、家族ぐるみの友人であるとともに、足病医療の貴重な水先案内人でもあります。

リノイエ医師は台湾で生まれ、3歳のとき日本に移住しました。その後、横浜にあったインターナショナルスクールのセントジョセフ高校に進学。カリフォルニアのチャップマン大学でバイオケミストリーを専攻し、カリフォルニアの足病医科大学へ進み、足病医となります。1994年には、地元ロサンゼルスで開業するとともに、隣接するメソジスト病院の創傷ケアセンター長として重症の足病変の手術や入院治療にも携わっています。

リノイエ医師が大学に進学する際、医療系に行くことは早くから決めていたのですが、医科大、歯科大、足病医大、いずれにするかで迷ったそうです。最終的に心を決めたのは、インターンシップで足病科のある開業医のオフィスクリニックで見学をしたときだそうです。足病科の外来はなんらかの足の痛みを訴える患者さんがきわめて多いのですが、除圧（多くの足の痛みの原因である、歩く動作に伴って足にかかる圧を取り除くこと）を中心とした指導で、帰宅時にはその痛みがピタリとコントロールされているのを目にしたのが第一の理由でした。

さらに彼の気持ちを後押ししたのは、外反母趾の手術を見学したときだそうです。現在、外反母趾の矯正はほとんどが手術室で、全身麻酔下で行われるのですが、その足病医は、外来、局所麻酔で行っていたそうです（時代というものもあったでしょう）。手術を受けていた女性患者は、当時全盛を迎えていたソニーの「ウォークマン」で音楽を聴きながら、リズムに合わせてのんきに体を揺すっていました。「外来でここまで侵襲的なオペができるのか！」。

それまでは足という部位に特別の興味がなかったものの、そのオフィスクリニックの雰囲気にはたまらない魅力を感じました。

さらに言えば、台湾から日本、日本からアメリカへと、移民として生活する場所を変えてきた経験から、異国において独力で生き抜くことの厳しさはよくわかっていました。たとえば移住したばかりの幼い頃、日本の食事は、うどんですら魚くさくて食べられなかったそうです。そんな彼にとって、インディペンデントな足病医の雰囲気には心惹かれるものがありました。

私はこのリノイエ医師とのつきあいを通して、足病医学とアメリカで足病医の果たしている役割についてさまざまなことを学んだのです。

アメリカに定着している足病医

ここで足病医（ポダイアトリスト）についてもう少し説明しましょう。お話ししてきたように、欧米には足を専門に診る「足病医」という医師がいます。先に北米の足病医の人数と歯科医の人数はほぼ一緒だというお話をしましたが、アメリカ人にとっての足病医の位置づけは、日本での歯科医師を考えるとわかりやすいと思います。

日本では（もちろん他の国でも同様ですが）、歯を診る歯科医が独立して診療を行っています。これと同じように、アメリカでは足病医が、足を診ることに特化して働いているわけです。また、アメリカ人にとっての足病医は、歯科医師と同じように身近で日常的な存在です。

この足病医療は、１００年を超える歴史を持っています。足病医は、手術、投薬を含むさまざまな方法で足の病気の治療を行います。足病医になるまでの過程は、他の医師と同じで、四年制大学を卒業した後に足病学部に入学し、基礎と専門を4年間学び、医師と同じ臨床系統一試験を受けて免許を受けます。その後、2～3年の研修期間を修了し、専門医を目指すといった流れです。

日本に足病科がないという悲劇

私たち日本人が、口の中にトラブルを抱えたとき、耳鼻咽喉科と歯科が思い浮かぶはずです。一部重なる領域もありますが、どのようなときに耳鼻科で、どのようなときに歯科で受診するかは多くの人にとって自明です。口腔粘膜や咽喉なら耳鼻科、歯や歯茎なら歯科という感じでしょうか。

もし、街中から歯科医院が消えてしまったら、どれだけ不便になるでしょう。あまりにも不便で、ちょっと想像しにくい事態ではないでしょうか。

実は、足と歩行に関して、足病科のない日本は同じような状況にあります。しかしながら、人はそもそも存在しないものの不便さには気がつかないものです。たとえば、足にトラブルがあったとき、私たちは何科を受診するでしょうか。皮膚科、整形外科、外科、内科？　いったいどこに行けばよいのか迷ってしまうことも少なくありません。

それも当然で、足のトラブルの原因はしばしば複合的で、現状の日本の診療科の枠組みでは、患者さんのかゆいところに手が届かないのです。だからこそ北米やオーストラリア、ニュージーランド、欧州のいくつかの国々で、足病科が独立して存在しているのです。

足病科がないということは、私たちにとってはしごく当たり前の現実ですが、足病科を持つ国の人から見れば、あたかも日本に歯医者がいないようなもの。日本人の健康や生活の質を大きく損なっているのです。

足をケアする習慣をつくる

靴文化の歴史の差が生んだケア習慣の違い

どうして日本では足病医が浸透せず、足や靴、歩行の重要性に関しての意識が低い状態にとどまっているのか。一方でどうして欧米社会では足をケアする文化が浸透したのでしょうか。確固とした定説が見つかっているわけではないのですが、最大の要素として考えられるのが「靴文化」の歴史の差です。

ヨーロッパでは中世期に木型で革靴をつくる技術が確立され、古くから室内でも土足で過ごすスタイルが定着していました。足の傷や、ウオノメ、タコ、外反母趾などのトラブルは、主に足に靴が合っていないことが原因で起こります。必然的に、足のトラブルをケアするという文化が根付いていった可能性は容易に想像できます。

一方で、日本人が靴を履くようになったのは明治時代以降。それ以前は、草履や足袋などを着用していました。私自身、日本の歴史の中で歩行のプロは、どのように足を使っていたのかに興味を持ち、いろいろと文献を調べてみた経験があります。

たとえば、ひと昔前に話題になった「ナンバ歩き」などの特殊な歩き方で消耗を抑えていたのではないかという学説は見つかります。けれども、彼らが何を履いて、どのように足をケアしていたのかについては、はっきりした記録が残っていません。おそらく、そういった方面にはあまり関心を持たなかったのではないかと思われます。

戦争で発展した足病学

今のような形で足病学が大きく発展したのは、第二次世界大戦後のアメリカです。陸軍においては歩兵が歩けなくなると戦力の損失につながるばかりか、歩けない兵士を連れて行くのはむしろ足手まといになります。

そこで軍人の歩行を維持させるという観点から、軍靴の改良から足のケアに至るまでさまざまな研究を重ねました。そこで注目されるようになったのが足病医たちです。アメリカなどの軍隊では、傷病医としての軍医だけでなく足病医も従軍して、足のトラブルがあったときにケアをするというシステムがつくられました。

何事も、軍事的な技術が一般に応用されて普及するケースはよくあります。大戦後のアメリカでも、一般市民を診療する足病医の存在が広く認知されるようになり、診療科としても定着したという歴史があります。

これに対して日本軍の足への関心はあまりにも希薄でした。日露戦争の当時から、歩兵の軍靴は2〜3種類くらいしかサイズがなく、「足のサイズに合った靴を履く」ではなく、「靴のサイズに足を合わせる」という発想が続いてきました。この状況は第二次世界大戦でも相変わらずで、歩けるかどうかは精神力の有無で片付けられてきたわけです。第二次世界大戦後には、医療の診療分野もほとんど完成されていたこともあり、アメリカにならって新しい診療科をつくるという発想には至らなかったのではないでしょうか。ことに足病科という診療科は、整形外科、皮膚科、血管外科、形成外科など既存の診療科とオーバーラップする領域も多く、棲み分けが難しかったという要素もあったと思います。

日本でも戦後70年以上経過し、靴文化も定着して、足にトラブルを抱える人も増えています。一方で足のトラブルが起こったとき、どの診療科に診てもらえばいいかわかりにくいこともあり、病院で受診する機会も少ないという状況が続いているのです。

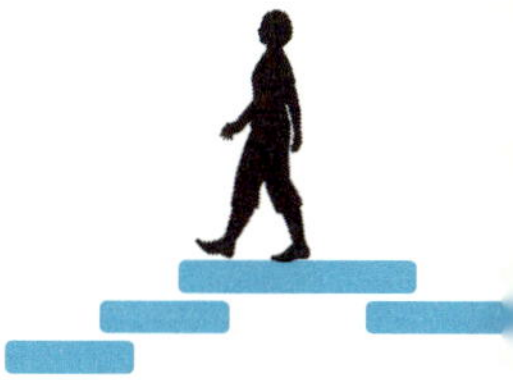

自分の足を観察していますか？

足をチェックする習慣

読者の皆さんには、世代や性別に関係なく、足と歩行を大事にする習慣を持ってほしいと思います。

その最初のきっかけとなるのは、まず自分の足をていねいに観察することです。ほとんどの人が自分の足をじっくり見ていないのが現実です。お風呂に入ったときなどに、自分の足をじっくり見る習慣をつけてみましょう。

タコはないか、ウオノメはないか、乾燥してガサガサしていないか、かゆくないか、痛くないか、むくんではいないか。あるいは、変な色をしていないかなど、異変があるかどうかをチェックします。気になる点があれば、医療機関を受診してみましょう。診療科ごとに適切なアドバイスをもらえるはずです。

自分の足をチェックするだけでなく、子どもや両親など、家族の足も観察してみるとよいでしょう。何か異変に気づいたら、大したことはないと自己判断で済ませるのでなく、やはり医療機関に行くことをおすすめします。

たとえば、子どもが足の痛みを抱えている場合、医療用のインソールをつくることでその痛みを改善することができるかもしれません。その子が10歳だったとして、残りの90年の過ごし方が決定的に変わるくらいの大きなインパクトをもたらすことにもつながります。

もちろん高齢者だからといってあきらめる必要はありません。早めにケアをすれば、「下り階段」の過ごし方も充実度も大きく違ってくるはずです。どのような環境であっても、症状に応じて何らかの解決策は見つかるものです。

「重症だから、もうどうしようもない」

「軽症だからまだまだいい」

などと考えるのではなく、まずは自分の足にもう少し関心を持つことです。私は、当たり前のように日本人が自分の足について関心を持つ習慣が広がることを願っていますし、そのためにできることがあれば努力を惜しまないつもりです。

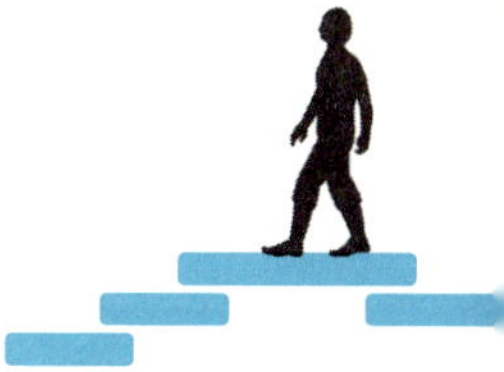

実はたくさんある足のトラブル

部位ごとにトラブルはさまざま

足に関わるトラブルは、実は非常にたくさんのものがあります。

たとえば爪に限っても、巻き爪、爪が白く濁る爪白癬《つめはくせん》(爪の水虫)、爪が厚くなる爪甲肥厚症《そうこうひこうしょう》、爪甲がスプーン上に陥没する匙状爪《さじじょう》や爪が末梢《まっしょう》から剥がれてくる爪甲《そうこう》剥離《はくり》、乾癬《かんせん》や円形脱毛でよく見られる爪甲点状陥没など、一般によくあるものに限っても多数の異常があります。

骨関節系のトラブルであれば、外反母趾《がいはんぼし》(親指の先が人差し指のほうに「くの字」に曲がった状態)や、強剛母趾《きょうごうぼし》(親指の第一関節が硬くなり動かない状態)、ハンマートゥ、クロートゥ、マレットトゥといった指先の変形。おなじみの扁平足《へんぺいそく》や凹足《おうそく》(ハイアーチ)のような変形も、さまざまな不調を引き起こします。

また、痛風（体内に尿酸がたまり、結晶になって激しい関節炎を伴う状態）や、リスフラン関節症（足の甲にある関節が炎症を起こした状態）といった変形性の足の関節炎にも注意が必要です。

筋や腱のトラブルでは、足の裏に強い痛みを引き起こす足底筋膜炎《そくていきんまくえん》、アキレス腱の付着部周囲炎、長母趾屈筋腱炎《ちょうぼしくっきんけんえん》（親指を曲げる腱の炎症）など。

骨のトラブルでは、足根洞症候群《そくこんどうしょうこうぐん》（足首に炎症や痛みがあり、不安定感を伴った状態）、各種骨端症《こったんしょう》（骨端部が壊死を起こした状態）、母趾種子骨障害（親指の骨に炎症や骨折が生じて付け根部分に痛みや腫れが出た状態）です。そして、足のしびれには、モートン病（足の中指と薬指の間のしびれ）、足根管症候群《そくこんかんしょうこうぐん》（足首の内くるぶしの下の神経が傷んだ状態）など、まだまだきりがなく病名があげられます。

原因がわからない足の痛みも

前述したことに加えて、ほくろのがんともいわれる悪性黒色腫が現れやすい部位は、爪や足底です。糖尿病やリウマチなど全身疾患と関係する異常もあります。このように、足に関わるトラブルはたくさんあります。読者のあなたは、読んでいるだけでもちょっと不安になってくるかもしれません。

ちなみに下北沢病院を受診する患者さんの約半分は、「足がしびれたり痛みがあったりするけれど、これまで受診した医療機関では原因がわからないと言われた」という方々です。足にしびれや痛みを感じていたとしても、病院でレントゲン撮影をしたときに病変が映らなければ「とくに異常はありません」と言われてしまうケースは多々あります。けれども、骨に問題がなかったとしても、しびれや痛みがあるということは、関節や筋肉、神経などのどこかに問題があるということです。

私たちは、そうした患者さんに、痛みやしびれがいつから、どんなタイミングで出たのかをていねいに問診したり、足を見たり触れたりしながら、原因がどこにあるのかを探っていきます。レントゲンだけでなく、エコー（超音波診断装置）、CT、MRIなども使って、骨以外の組織についても検査します。

このような機器を使った検査以上に大事なのが歩行機能検査です。その結果、たとえば扁平足などの足の構造上の問題や、動作異常、腱や関節の炎症などの原因が見つかるわけです。

足の耐用年数は50年！ 足にも寿命がある

よく、「歯のかみ合わせが1ミリずれたら背骨が曲がる」といわれることがあります。これは足も同じです。足に痛みがあると、その痛みをかばうために膝が痛くなり、股関節が痛くなり、腰が悪くなる……といった具合に、体全身に悪影響を及ぼすおそれがあります。

人間の足の「耐用年数」は、およそ50年といわれています。「えっ⁉ 足にも耐用年数があるの？」と驚かれた人も多いと思いますが、わかりやすいのは、たとえば筋肉量です。歩行と加齢について、*骨格筋量に着眼した資料があります。アメリカ人、オーストラリア人を対象にそれぞれ骨格筋量の加齢変化を調査したところ、いずれも50歳以降に減少が始まり、79歳にかけて10％～20％程度減少することを示しています。また、日本での横断的調査では、40歳～45歳を基準にして、75歳～79歳で男性10％、女性6％の骨格筋量減少が認められています。

これらの報告から、遅くとも50歳以降には筋力、骨格筋量ともに加齢による機能低下が起こり始め、50歳～70歳までの20年間で筋力が15％程度、骨格筋量が10％程度減少するものと考えられます。つまり、足の耐用年数は50年を境に下り階段に入っていくわけであり、50歳を過ぎてから、いかにメンテナンスするかが健康寿命と大きく関係してきます。さもないと、長年にわたって体重がかかり続けたことによる骨や関節の変形または腱、靭帯が硬くなるにしたがい、炎症や痛みに苦しめられることになります。

アメリカの足病学のデータによれば、老人の4人に一人が足の痛みを訴えています。加齢で歩行時のクッションとなる足底の脂肪が硬くなり、長年の圧負荷によって移動します。これにより10％余分に骨に圧がかかります。関節軟骨の水分は失われて硬くなり、下肢の関節の可動域は15％～30％低下します。そうすると、平らではない場所を歩くときの安定性が失われるのです。とくに足の背屈《はいくつ》（つま先を上げる運動）の可動域の低下は、転倒のリスクと大いに関係します。筋力は四肢の末梢側から落ちて、体幹側に及んできます。加齢に伴う、もっとも一般的変形である回内《かいない》扁平そのものが足の痛みの原因となります。

*Jackson, Speakman

これら運動器としての足を覆う皮膚にも経年劣化は現れます。皮膚は薄く硬くなり、角質の再生は遅くなり、汗線も減っていきます。硬くなった皮膚はひび割れ、痛みの原因になったり、ばい菌の侵入経路になったりします。このような変化により、高齢者の歩行時にかかる足底圧は若年時に比べて10％程度高くなるのです。これが今度はタコの原因となり、分厚くなった皮膚はその分だけ圧のバランスが崩れて痛みも増す、という悪循環に陥るわけです。

このような経年変化が積み重なり、50年程度の耐用年数を超えると、どんな人でも足のどこかに痛みや異常が出てくるものです。だからこそ、早い段階から定期的なチェックとケアによる介入が必要になるわけです。それによって足の寿命が尽きるのを遅らせることができるのです。

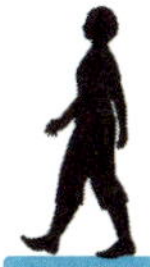

気にすべきは、洋服のサイズよりも靴のサイズ

オーダーメイドで靴をつくるのが理想

洋服の場合、多少サイズが合わなかったからといって、それほど深刻な問題になるわけではありません。せいぜい「ちょっとダブダブかもね」「少しピチピチだった」で済む話です。しかし、サイズの合わない靴を履き続けると、それが骨格や皮膚に直接影響を与えることになります。そのデメリットは、サイズ違いの洋服とは比較になりません。

「自分の足の形状に合った靴を選ぶ」という観点に立てば、オーダーメイドの靴を履くのが理想的といえます。

多くの日本人は、靴のサイズより洋服のサイズに神経をとがらせていますが、私は靴にこそ、より細心の注意を払うべきだと考えています。

チェックポイント 3

ヒールカウンター

ヒールカウンターは、かかとを安定させるために靴のかかと部分に挿入されているパーツです。柔らかいと、かかとの接地時に靴は地面との摩擦で止まり、その後、かかとは自由に滑ってしまうので、足の疲れや足首の痛み、変形性足関節症の原因になります。

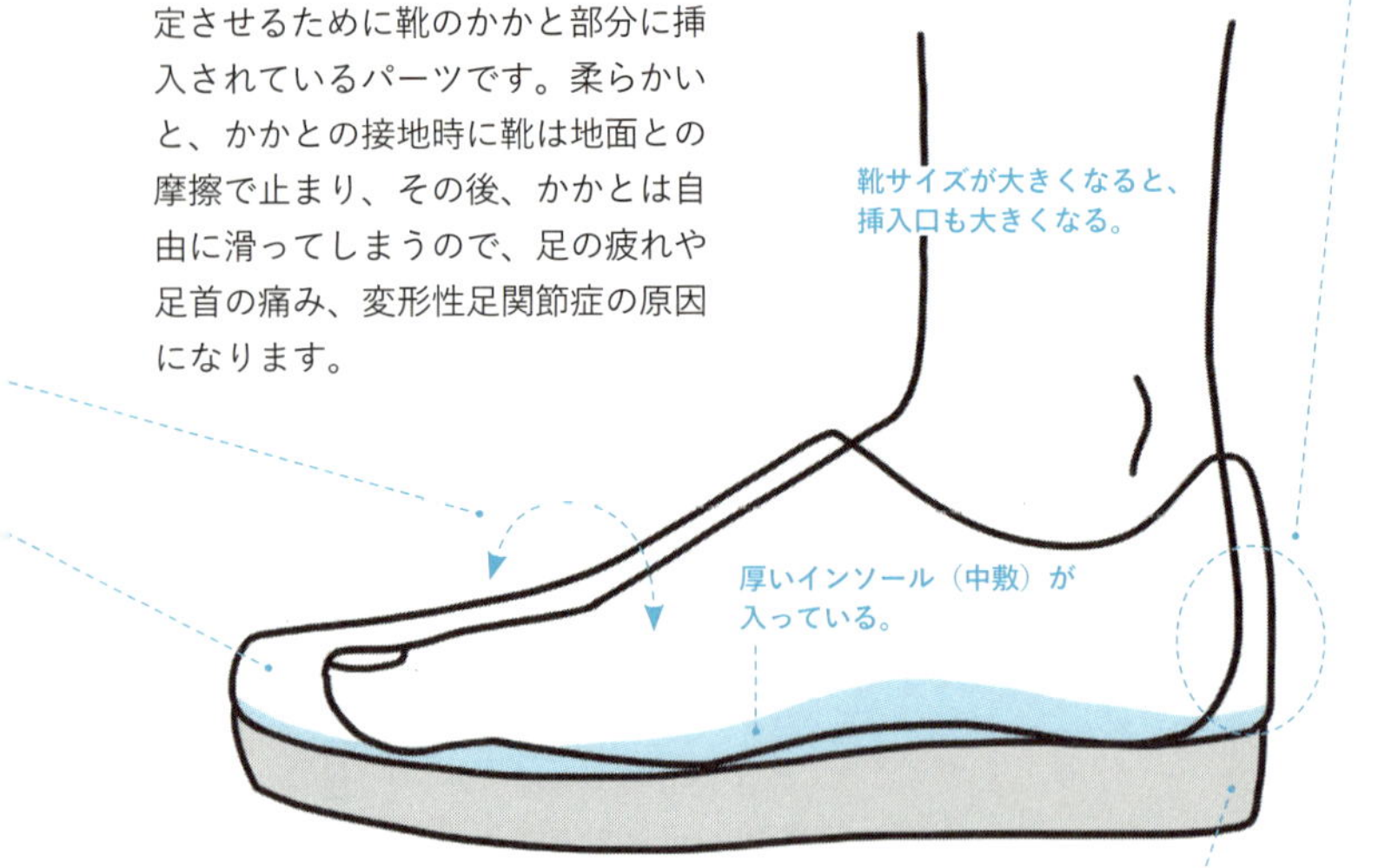
靴サイズが大きくなると、
挿入口も大きくなる。
厚いインソール（中敷）が
入っている。

チェックポイント 4

アウトソールの厚みと幅

アウトソールが薄いと地面からの床反力が足裏へダイレクトに加わり、足を痛める要因となります。程よい厚みのソールは、衝撃吸収により足に加わる力を軽減します。アウトソール幅の細い靴では、側方への動揺が起こりやすく安定性が悪いためねんざや転倒の危険性があります。

チェックポイント ❷

ウエスト部が合っているか

靴のウエストとは、母趾つけ根と小趾つけ根から足首側に近いキュッと細くなった部分です。ウエスト部が合っている靴は、前後へのズレも少なく、足の疲れも軽減されます。大きいサイズの靴や自分の足幅より広いワイズ（靴の足幅：3E、4Eなど）の大きい靴では足の疲れや転倒の危険があります。紐やベルトタイプの靴は、しっかり締めましょう。

チェックポイント ❶

つま先の捨て寸（あまっているスペース）

足は、荷重時に土踏まず（内側縦アーチ）が低下し、衝撃を吸収しながら歩行します。アーチの低下と同時に足長は約3～5㎜程度伸びます。靴のサイズが小さいと、指が圧迫されるため、巻爪やハンマートゥなどになる可能性があります。また、指先やかかとが圧迫されて靴ずれを起こす危険性があります。

靴のサイズが大きいと、指や前足部をしっかり固定することができず、開張足や外反母趾の原因になります。また、靴の中で足がずれるため摩擦やねじれからタコやウオノメができたり、靴ずれを起こしたりする可能性があります。そのほか、転倒の危険性が高くなることも大きな問題です。歩行は荷重が加わっている立脚期と、足をふって前に出す遊脚期とがあります。サイズの大きい靴の場合、遊脚期に靴のつま先が地面に引っ掛かり転倒する危険が高くなるのです。

大人の場合　：約1～1.5㎝
子どもの場合：約1～1.4㎝（捨て寸5～7㎜＋成長寸5～7㎜）

今は、誰もがインターネットで気軽に靴を買える時代ですが、ぜひ靴のサイズを十分に意識したうえで購入していただきたいと思います。

靴の専門店の中には「シューフィッター」という専門家がいるところもあります。シューフィッターは、足に関する知識と靴を合わせる技術を持ち、足の疾病を予防するために正しい靴選びをサポートしてくれる存在です。こうしたシューフィッターのいるお店に行って、アドバイスを受けたり相談したりしながら靴を選ぶのも一つの方法です。

しかし何より大事な点は、あなた自身が靴の選び方についてのベーシックな知識を持つことです。比較的単純なルールを押さえるだけで、その知識があなたの足を、そして子どもたちや家族の足を守ってくれます。50〜51ページに足病医学的観点から見た正しい靴の選び方をまとめました。

ヒールを履くと健康になれる!?

ヒールを履き続けたい方へ

普段、ハイヒールをよく履く方もいると思いますが、足の健康にいいと考えて履いている人は、まずいないと思います。とくに更年期以降の女性にとってハイヒールを履くというのはかなり負荷の高い作業です。ヒールを履いた状態（つまり、つま先立ちの状態）で体をまっすぐに保とうとすると、体のいろいろなところに無理が生じます。足の骨や軟部組織に大きな負荷がかかり、意外なほど足の形が変形するため、足の障害につながるリスクがあります。

実際、私自身もヒールが原因で足や膝、腰などの痛みを抱えている人や、筋力が衰えて長い時間歩くことができなくなったという患者さんと毎日のように接しています。

ヒールは、タコやウオノメといった皮膚の角化異常の原因にもなります。教科書どおりに答えれば、履かないことが望ましいのです。

ヒールを履くときに気をつけたいこと

ただ、どうしてもヒールを履かなければならない人もいることでしょう。私が足の痛みに悩んでいる女性に「ヒールを履くのはやめたほうがいいですよ」とアドバイスしたところ、「ヒールをやめるのは女性をやめるのと同じようなものです」と反論されたこともあります。それでも「ヒールはだめです」と教科書どおりの回答を繰り返すだけでいいのなら、この世に医者は必要ありません。

妥協点を見つけましょう。どうしても履きたいのであれば、ONとOFFをつくることです。必要なときだけ使うために、それ以外に履く靴を用意しておきましょう。ちなみに5センチ以下のヒールであれば、インソールを入れることは可能です。

ヒールを選ぶときのポイントは、次のとおりです。①適切なレングスサイズ(足長)、②適切なワイズサイズ(足幅)、③トゥの形状、④ヒールの高さ、⑤ヒールの幅(細さ)など。要するに前述した、チェックポイントと同じです。ヒール幅は太いもののほうが安定します。

ヒールを履いている足には大きな負担がかかっている

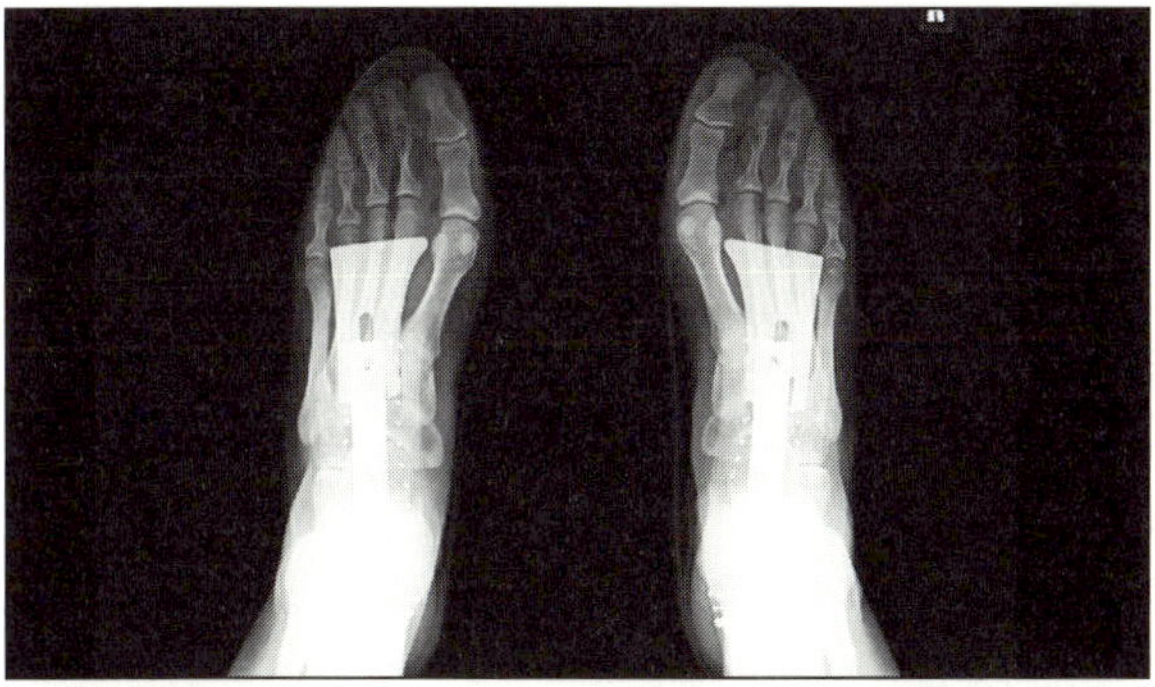

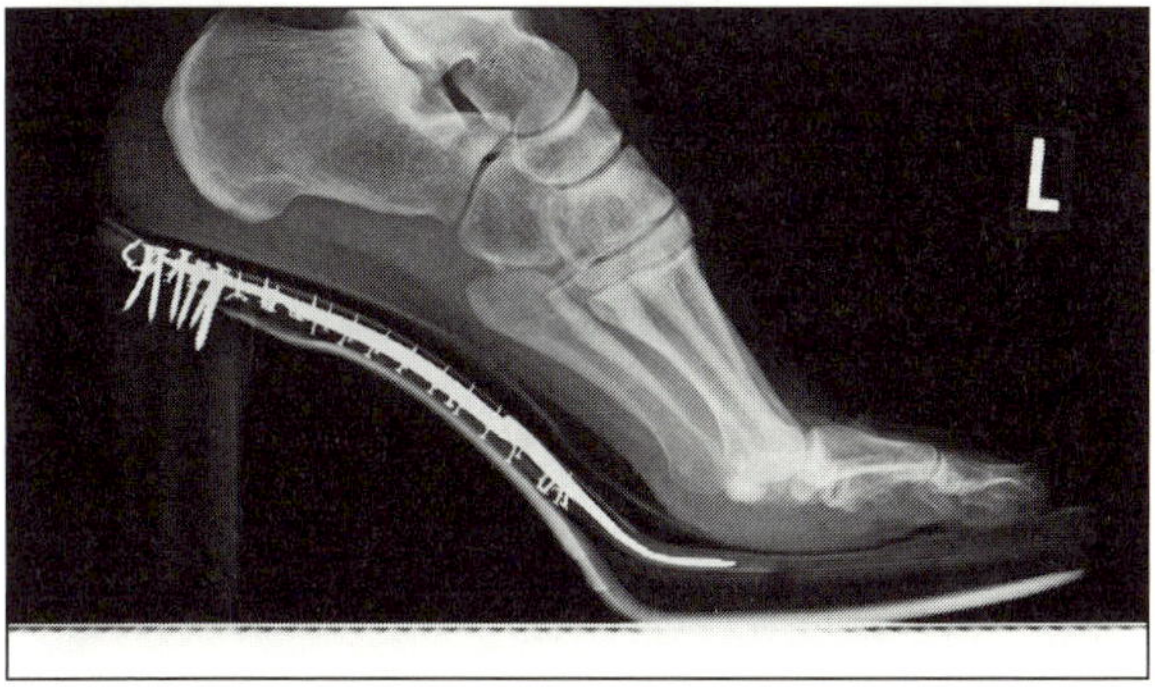

ヒールを履くと、常につま先立ちの状態
で体をまっすぐに保とうとするので、
足の骨や軟部組織に大きな負担がかかる。

人間の足も消耗品です。長く使い続けられるよう、大切に扱うことが大切です。ヒールを長く履き続けられる足になるには、ONとOFFを使い分けることが大切になります。ヒールを履くONの日は、足をサポートするストッキング選びにも気を配ってください。ヒールを履かないOFFの日は、足を保護するインソールの入った安全な靴を選ぶことも重要です。

また、きちんとつま先立ちで長時間歩けるように、必要な筋肉を鍛えて、さらにストレッチなどで柔軟性を保っておく必要もあります。ヒールを履くために筋力を鍛えるというのは奇妙に感じられるかもしれません。しかし、それが強い運動のモチベーションになるとしたらどうでしょう。足の健康にはよくないヒールを履きたいというその思いが、その人を健康にするきっかけになることも十分あり得ます。

閉経後は足の骨や筋肉が弱くなる

更年期以降、ヒールが履けなくなる主な原因は、「足の変形と痛み」「身体機能の低下」「靴の問題」です。まず、加齢とともに生じるさまざまな「足の変形と痛み」。閉経後は、エストロゲンという女性ホルモンの低下で骨粗鬆症《こつそしょうしょう》や変形性関節症が増えます。足部も同様で、骨や骨間筋《こっかんきん》の低下で開帳足《かいちょうそく》（横アーチの崩れ）、偏平足（縦アーチの崩れ）が多くなります。足のアーチが崩れると、中足骨頭部《ちゅうそくこっ》周辺に過剰な圧力がかかり、ウオノメ、タコ、外反母趾などになりやすく、痛みでヒールが履けなくなります。

次に、「身体機能の低下」です。ヒール歩行は、通常歩行よりずっと難易度の高いつま先立ち歩行です。つま先立ちを保つためには、ふくらはぎの筋肉（下腿三頭筋《かたいさんとうきん》）、すねの筋肉（前脛骨筋《ぜんけいこつきん》）が重要になります。さらにヒールを履いた姿勢は、股関節への負荷が強くなります。これらの筋肉や持久力低下で、ヒールでの姿勢を保つことができなくなるのです。

*成人後の歩数を計算すると、50歳女性で約18万歩の負荷が足に加わっています。そのため、中足骨の骨間筋や靭帯の疲労とゆるみが起き、横アーチがつぶれて足幅が広がる開張足が多くなります。そうなると、足と靴がフィットしづらく足幅の広い靴を選ぶことになり、足の疲れ、痛みの原因になります。靴選びの問題も大きいのです。

*平成29年度「国民健康・栄養調査結果の概要」より試算

ヒールを履き続けるためのエクササイズ①

［股関節のスクワット］

❶ 足を肩幅に開いて、まっすぐ立つ。

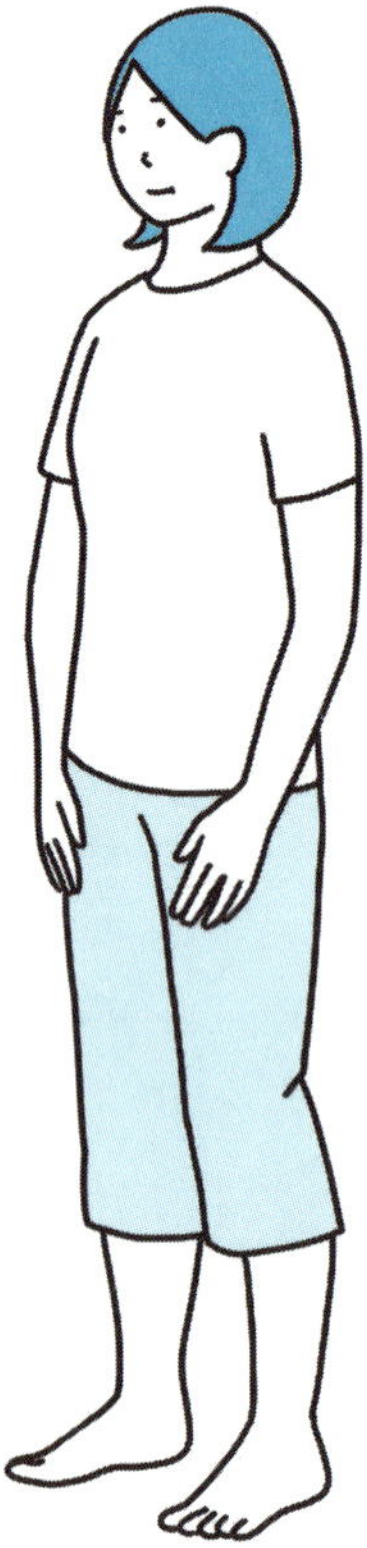

❷ 椅子に座るような気持ちでゆっくりしゃがむ。立ち上がったとき、膝を伸ばしきらず、わずかに曲げてゆとりを持たせる。

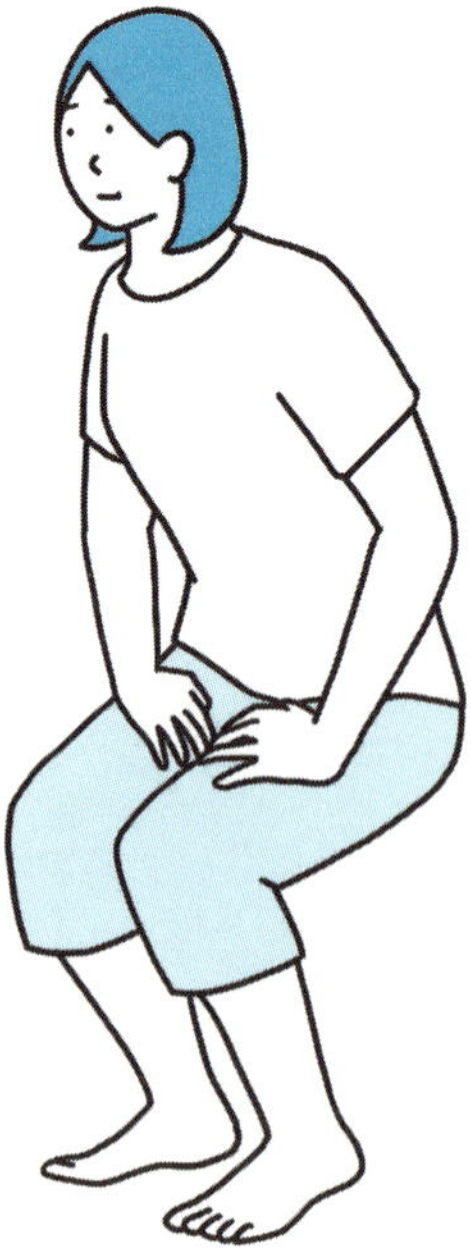

❸ ❶、❷を10秒間ずつ数回繰り返す。

ヒールを履き続けるためのエクササイズ②

［太もも裏を伸ばす］

1. 両肘をついて四つんばいになり、右足を後ろへ伸ばす。

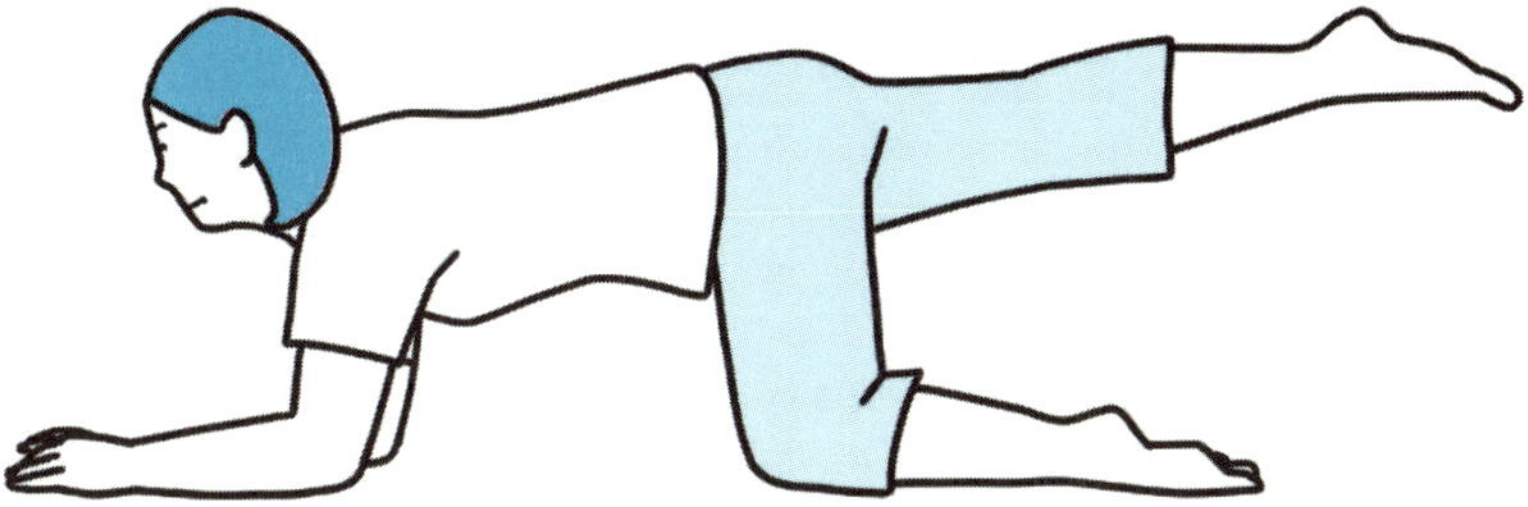

2. 右足を曲げて、足裏を天井に向ける。

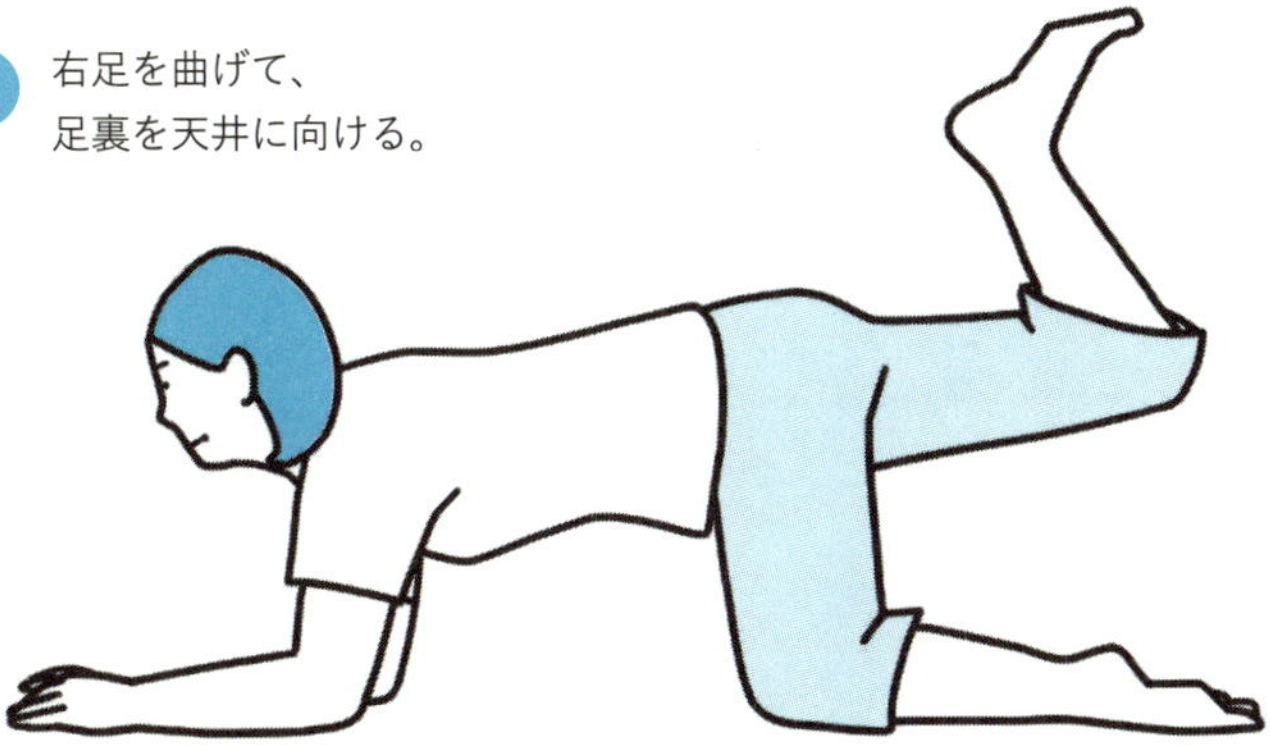

3. 右足を同様に行う。

4. 数回繰り返す。

インソールが効果を発揮する

前述したような足の不調や病気が、ヒールでの歩行ができない原因なら、医療機関を受診しましょう。先のような症状は、多くの場合しっかりと病名がつく「足の病気」なのです。

病院では医療用インソールをつくることができます。インソールは、皆さんが思っている以上に痛みの緩和や軽減に効果があります。痛みが強い場合は、注射や手術などが必要になる場合もあります。これらの治療やインソールなどは、健康保険が使えます。

次に足の変形を食い止め、筋力低下を防ぐには、足によい靴を履いてウォーキングを積極的にすること。下肢の筋力トレーニングも必要です。

体幹や下肢の筋力低下だけでなく、足や足趾（指）の筋力低下、関節や靭帯の硬さも考えられます。その場合は、専門的な筋力トレーニングやストレッチの指導を受けることも大切です。58～59ページにヒールを履くためのストレッチ＆エクササイズを紹介します。

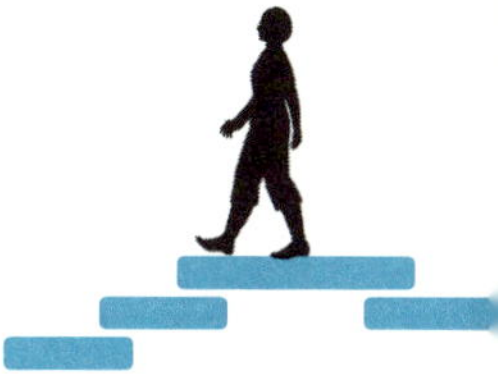

足をホールドする靴下のこと

血流がよくないときの5本指ソックスは要注意

靴下選びについては、とくに足に問題を抱えていない場合は、何を履いてもいいと思います。

たとえば「健康のために5本指ソックスを履いている」という人も多いようです。「蒸れにくい」「外反母趾予防」などの理由で愛用している人もたくさんいます。

5本指ソックスに関しては、足の指の筋力をアップさせる効果があるとは考えにくいです。また、血流がよくない人、指の変形がある人の場合、5本指ソックスの使用には注意が必要です。実際の足指と、靴下の指のサイズ・指の方向が合っていないときに、指が圧迫されて異常が生じる危険性があります。

とりわけ糖尿病を患っている人の場合、浮腫《ふしゅ》（皮下組織に余分な水分がたまってむくんでいる状態）などによって過剰な圧迫が加わり、血流障害の危険性もあります。
足の指に対して靴下が長いと、引っかかりやつまずきの危険性があります。さらに、足の指のつけ根に過剰な圧力が加わって、傷をつくる原因にもなります。

逆に、足の指に対して靴下が短い場合、足の指の運動制限を起こす可能性があります。また、ハンマートゥ（足の指の関節がハンマーのように曲がってしまった状態）を誘発するおそれもあります。

サイズや圧迫強度（きつさ）、厚み、ズレなどをチェックし、自分に合ったものを選ぶようにしましょう。

靴下は履いたほうがいい

ところで、「そもそも靴下を履くかどうか」についていえば、やはり履いたほうがよいのです。

とくに日本は、湿気も多く、水虫に悩む人が多いという特徴があります。靴下（とくに5本指ソックス）は、指の汗を吸い取るという意味では、水虫対策に一定の効果は期待できます。逆に、靴下を履かず素足でいることは水虫の原因である白癬菌に感染しやすい状態です。また、冬場の保温効果も見逃せないポイントです。

できれば、室内でもスニーカーやインソールが装着できるルームシューズなどを履いて、足をサポートするのが理想です。そうすることで、足にかかる圧は平均して安定しますし、何かを踏んでケガをするおそれもなくなります。足のアーチが崩れてしまっている人にとっては、とくに室内履きがおすすめです。

ただ、靴を脱いで生活することに長年慣れ親しんだ人にとって、急に室内履きの生活に切り替えるのは無理があります。可能な範囲で考えてください。

一点だけ注意するなら、高齢者のスリッパ履きは転倒の原因となるので危険です。スリッパは避けるようにしましょう。

病院で診てもらうべきタイミング

足が「異常」なとき

足に何らかの異常を感じたら、医療機関で受診することをおすすめします。「異常」としてあげられるのは、次のような症状です。

□歩いていて痛みを感じる
□足のかゆみが続く
□長時間歩くことができなくなった
□歩くスピードが遅くなった
□歩き方がおかしいと、周囲の人から指摘された
□足にタコやウオノメができて治らない

□足の色が紫に（赤く、黒く、白く）なった
□足が冷たく感じる
□足の指や足首が変形している
□扁平足がひどい
□むくみがある
□足を触っても触っている感覚がない
□足にできた傷がいつまでも治らない

市販薬を使う前に病院へ

足になんらかの異常があっても、それを異常だと認識できない。認識できないから、改善しようとする意識にもつながらない。それが日本の足と歩行に関する文化レベルの現状といえます。

たとえば、爪の変形やタコ、ウオノメなどは、重病につながる入り口ともいえる症状であり、けっして馬鹿にはできません。これらは足にかかる圧の異常であり、足へ

の圧に反応して、皮膚の角質が厚くなっているのです。足に異常な圧がかかるということは、何らかの変形や歩行異常が足にあるということです。

水虫も要注意です。多くの人は自己診断で、市販の水虫薬などで対処しようとしますが、皮膚科医の立場から言うと困ってしまうパターンの一つです。

年間何千人という患者さんの足を診ている皮膚科医でも、患者さんの皮膚をいちいち顕微鏡で検査します。見た目の症状だけでは判断しきれないからです。いかにも水虫っぽい外観の水虫もあれば、水虫っぽいのに実は水虫ではない皮膚病もたくさんあるのです。

患者さんが受診前に市販薬を塗ってしまうと、足の表面のカビが死んでしまい、そもそも検査をして陰性でも水虫なのか、水虫ではない皮膚病なのかがわからなくなってしまうのです。ですから、「自分で市販薬を使う前に、一度検査を受けてほしい」というのが皮膚科医の〝心の叫び〟なのです。

靴底の減り方をチェックする

靴底のすり減り方を自分で確認することも、とても簡単な歩行のセルフチェックになります。

基本的に、靴底の外側がすり減っているのは問題がないのですが、内側がすり減っているときは要注意です。また、すり減り方が左右非対称の場合も、左右のバランスが崩れているということであり、足関節などに異常が疑われます。

このような場合は、自覚症状のチェックが必要です。膝や足首、足の痛み、かゆみ、だるさなどの自覚症状の有無を探ります。さらに自分の足を観察して、色や形（タコやウオノメも含みます）に異常がないか確認します。

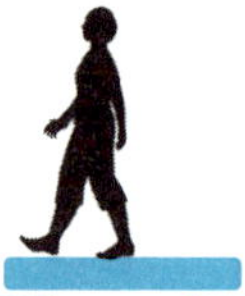

足はどこで診療してもらうのがよい？

足病科で受診するメリット

ひと言で「足の痛み」といっても、筋肉や骨の炎症、血管の異常による痛みもあれば、皮膚の異常からくる痛みもあります。

患者さんが、自分でどこに原因があるのか自分で決めつけることがありますが、その思い込みが間違っていることも往々にしてあります。これは足の領域に限らず、すべての領域で日常的に起こっていることだと思います。

足の異常に関しては、特定の診療科で受診することで、ブラインドスポットが生じてしまう可能性があります。言い換えれば、診療科をまたぐことで解決できる問題もたくさんあります。足病科の存在価値はそこにあります。足病科のよいところは、足に関してブラインドスポットが生まれる余地がないというところです。

個別の診療科で受診するときの症状

だから、足に異常があったときには足病を専門とする施設で診てもらうのが理想です。ただし、多くの方は近隣に足病院や足病科がなく、おいそれと足病医に診てもらえないのが現状でしょう。その場合は、個別の診療科を受診することになります。症状別に何科で受診するのがベターなのか、以下に大まかにまとめてみます。

○かゆみ、皮膚の異常（赤み、皮がむける、かゆい、できもの）、爪、タコの痛み、乾燥、水虫など➡皮膚科

○足関節、外反母趾、強剛母指、アキレス腱異常、足の痛み、スポーツ障害
➡整形外科

○足の冷感、しびれ、異常感覚、むくみ、歩くとふくらはぎに痛みが出る
➡血管外科、心臓血管外科、神経内科

○糖尿病➡糖尿病内科

COLUMN 2

根拠がない治療法もたくさんある

『代替医療解剖』（サイモン・シン、エツァート・エルンスト／新潮文庫）が、世界的なベストセラーになりました。鍼、カイロプラクティス、ホメオパシーなど、いろいろな代替医療に科学的な根拠があるのかどうかを分析するという内容でしたが、それによると、ほとんど根拠らしい根拠がないという事実が明らかにされています。

もちろん、代替医療のなかにも優れた治療方法があり、また優れた治療者はいるはずです。また、「20年来お世話になっている鍼の先生のほうが安心できるし、納得できる」という気持ちはよくわかりますし、その心理的効果も馬鹿にできません。けれども、現状をみると代替医療の世界では、それぞれの理論は事実上「言った者勝ち」の状態になっています。

私は、現代医学こそが絶対だと主張したいわけではありません。現代医学でもわかっていないこと、あやふやなことだらけなのは事実です。それでも、検証作業に力を入れているのは間違いありません。代替医療の世界と比較すれば、それなりに方法論も厳密性も担保されています。また、研究者同士が相互批判する「ピアレビュー」というシステムも確立されています。

そんなわけで、基本的に足の不調を感じたら、まずは病院で受診することをおすすめします。西洋医学の病院に常に解決策があるとは断言しませんが、もっともたしからしいものはそこにあります。

マッサージや整体など、代替医療に頼りたい場合は医師と相談して、緊急性のある疾患でないことだけは確認してから行うのが確実でしょう。

第3章

100年歩くために今日からできること

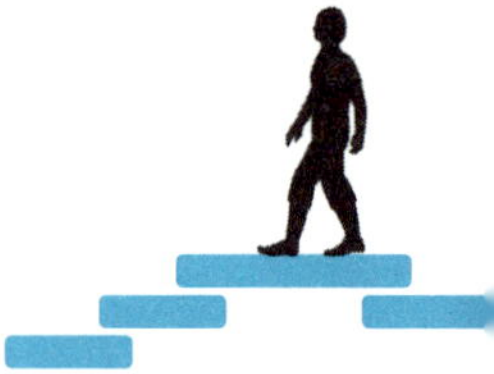

「歩行」をキープすることは、人生を維持すること

下り階段をできるだけ短くする

第1章では、人間が3つの階段を経て衰えていくとお話ししました。この3つのステップは、「歩行」「排泄」「食事」ができなくなり、最後に「死」を迎えるという順序で経験します。

衰えの最初の関門は「歩行」です。仮に100歳まで生きるとして、歩行ができなくなることで、人生の下り階段がスタートすると考えるなら、このスタート地点をできるだけ100歳に近づけることが大切です。

下り階段を経験することを完全に避けるのは非現実的ですが、下り階段を短くする努力はできるはずです。

私は、3つの下り階段の中でも、この「歩行」がもっとも重要なターニングポイントであると考えています。というのも歩行は自立の要であり、象徴的な行為だからです。今、普通に歩いて自立した生活を送っている人は、なかなかピンとこないかもしれませんが、歩くことができなくなった瞬間から生活は一変します。

ちょっと想像してみてください。

まず、歩けなくなると、トイレに行きたくてもおいそれとは行けなくなります。家族やヘルパーさんに「トイレに行きたいから助けて」と言わないことには、トイレにすら気軽に行けなくなるのです。

尾籠な話ですが、一度便意を催したけれども、いざトイレに行ってみるとやっぱり出なかったということもあります。一人でトイレに行ける場合は、とくに気にならなかったようなことですが、介助をお願いするとなると話は別です。

いちいち「ありがとう、でも、やっぱり出なかった」「あ、やっぱりトイレに行きたい」と繰り返すのはやっかいなことです。助けるほうも煩わしいでしょうが、それ以上に助けてもらうほうの精神的な負担も相当大きいはずです。

そんなことを繰り返しているうちに、人としての自信も失っていきますし、自己肯定感も低下していきます。歩けなくなることは、自尊心を失うことであると同時に、生活の質の低下にもつながります。一事が万事であり、歩行の維持がいかに重要か、わかっていただけると思います。

足の寿命はあなたの寿命

そもそも直立歩行はヒトという種を他の動物たちと区分けする特徴ともいえます。これを支えるのが私たちの足です。社会生活をするうえで歩行や機能を維持することは、日々の生活動作のなかでも、もっとも大事な要素です。

歩行機能を制限されてしまうことは、単に身体の機能だけでなく、その人の心理面、社会性、経済面などにも大きなマイナスになるのは容易に想像がつきます。

足の健康は全身に影響を与えます。たとえば血流の停滞、心血管機能の負担、慢性的な便秘、筋力低下、骨密度低下（骨粗鬆症《こつそしょうしょう》）、失禁、褥瘡《じょくそう》などの原因となります。さらに肺炎や尿路感染のリスクが増えることも指摘されています。加えて、怒りや不安など精神的なアップダウンから、うつ、食欲低下につながり、その人の社会生活にも影響を及ぼします。

たとえば、友人や家族とのつきあいなどの社交性が低下し、周囲に溶け込むことが難しくなります。そこから社交活動への参加意欲、食欲が低下し、入浴や更衣の能力も衰えていきます。

さらに排尿や排便を自己管理する機能そのものも低下します。睡眠障害も併発し、最終的には他者への興味も失われ、人生をまっとうする意欲や人間関係を育む意欲そのものが消えていきます。まさに負のスパイラルです。

逆にいえば、歩行を維持して、その結果、肉体の機能、認知機能、そして社交的・社会的な機能を維持することは人間の自尊心を育み、人生を最後まで、目的を持ってまっとうすることにつながるのです。歩行の維持は人生の維持に等しく、足の寿命はあなたの寿命である。そのことがおわかりいただけると思います。

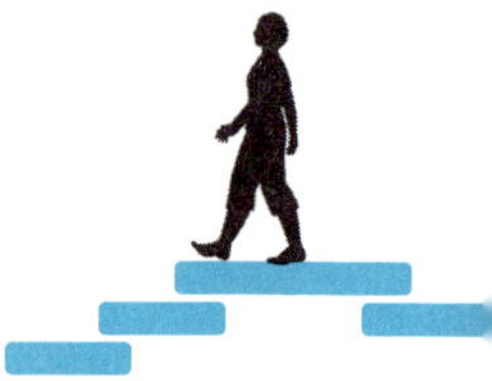

「もし、歩けなくなったら」をシミュレーションしてみる

まず歩行速度が落ちる

「歩行が困難になる」とひと言でいっても、普通に歩いていた人が、急に寝たきりになるわけではなく、実際には歩けなくなるまでにはいくつかの段階があります。

個人差も非常に大きいのですが、一般論で言えば、まず歩行速度が落ちていきます。なぜ、歩くときのスピードが落ちるのかというと、歩幅が短くなるからです。歩幅が短くなるのは、足の筋力が衰えるからです。とくに75歳頃から歩行速度が低下してきて、80歳くらいになると歩隔《ほかく》が拡大します。歩隔とは、右足と左足の幅のことです。転倒しないように足の幅を広くとり、膝が十分に伸びないので膝を曲げながら前傾姿勢でバランスをとり、一歩ずつ動かす距離を短くして体の安定性を保とうとします。

私たちが「お年寄りの歩き方」と聞いたときにイメージするあの歩き方は、このような仕組みでできあがっていくわけです。

こうした一般的な足の筋力の衰えとともに、関節や骨の変形、炎症が起きたり、血管や神経に障害を抱えたりするなど、個々に衰えが表れてきます。臓器別に見れば、皮膚も乾燥しますし、長年足を使ったことで足裏にタコもできてきますし、水虫によって爪が変形したり、ばい菌による感染を起こしやすくなったりもします。骨密度の低下や筋肉量の低下など、臓器ごとにじわじわと衰えは進行していきます。

これらの要因が重なった結果、徐々に運動する機会も減少し、歩くために必要な筋肉を十分に動かすことができなくなり、ますます歩かなくなって衰えが加速するという悪循環に陥るわけです。この悪循環のループにはまるシナリオは、後期高齢者と呼ばれる年齢の人たちにとって、決して珍しいものではありません。

歩行の衰えのスピードは生活習慣次第

この歩行の衰えのスピードには、遺伝的な素因も当然関わっていると考えられています。一方で、それに負けないくらい大きいのが環境要因です。つまり、運動や栄養といった生活習慣しだいで、歩行が衰えるスピードは大きく変化するのです。

悪循環のループに陥らないためには、第1章でお話ししたように、自分の歩行が衰えるという状況をシミュレーションしておくことが肝心です。いざ衰えの兆しを感じたとき、どんな状況に直面するかを知っておく必要があります。たとえば横断歩道にある信号の青の時間は、秒速1ｍで歩けることを前提に設定されています。社会は、一定の能力を前提とする決まりごとに満ちています。その能力的前提からはずれたとき、まったく別の風景が私たちの前に広がってくるはずです。

何事もそうですが、あらかじめ知っておくことで人は状況に対処しようとする生き物です。何の情報もなく、いきなり危機に直面するからパニックになるわけです。たとえば、手術を受ける前に「麻酔をかけるときが一番痛いですよ。それを乗り越えたら、あとは痛くないですからね」と事前情報を与えられるから、人は一時的な麻酔の痛みにも冷静になって耐えることができます。

シミュレーションをするとともに、日々の生活を律する視点も重要です。普段から運動、栄養バランスのとれた食生活を心がける。こう書いてしまうと身も蓋もない正論ですが、やはり基本を無視しては歩行の衰えを食い止めることは困難なのです。

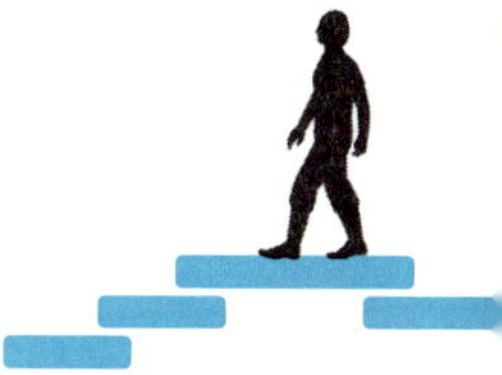

転倒をきっかけに歩けなくなることもある

意外に大きい転倒リスク

高齢者が、転倒をきっかけに車いすや寝たきり生活になるという話を耳にしたことがあるのではないでしょうか。

「平成29年版高齢社会白書」（内閣府）によると、65歳以上の要介護者の介護が必要になった要因として、「脳血管疾患（脳卒中）」が17・2％ともっとも多く、「認知症」16・4％、「高齢による衰弱」13・9％、「骨折・転倒」12・2％と、4番目に多くなっています。

また、「平成22年度高齢者の住宅と生活環境に関する意識調査結果」（内閣府）では、この1年間に自宅内で転んだことがある人は9・5％。約1割の人が自宅内で転倒した経験を持っていることがわかります。

性別では、男性6・8％に対して女性11・8％と、女性の割合が高い傾向が見られます。年齢階級別に見ると、年齢階級が上がるほど転倒事故を起こす割合が高くなり、85歳以上で19・4％。約5人に1人の割合で、転倒事故を起こしていることがわかります。

転倒事故によって動けない状態が長引くと、当然、歩行機能が衰えますから、要介護となる可能性も高まります。

もっとも典型的なのが、大腿骨《だいたいこつ》の一部である大腿骨頸部《けいぶ》を骨折してしまうパターンです。大腿骨は、比較的太い骨ですが、加齢や骨粗鬆症などが原因で骨がもろくなると発症するリスクが高くなります。日本では年間約10万人が大腿骨骨折になっているとされ、やはり女性に多いとされています。

ちなみに、自宅で転倒した場所のトップは庭ですが、室内や玄関、階段などを総合すると、屋内での転倒のほうが多く、自宅だからといって安心できない状況があります。カーペットや敷居などのちょっとした段差でも足をとられて転倒するケースがあるのです。

若者であれば、骨折をしてもしばらく安静にしていれば元どおりに回復し、普段どおりの日常生活を送ることができます。しかし、高齢者が安静状態を続けていると、筋力や身体機能が衰え、そのまま寝たきり状態になる可能性もあります。

ストレスの影響も無視できない

純粋に足を動かせないという機能的問題のほかに、精神的なストレスをもたらします。病院という特殊な環境にいることで、ストレスによってうつ状態になったり、認知症を発症したりする人もいます。

また、一度転倒・骨折を経験すると、転倒するのが怖くなって歩くことそのものを嫌がるようにもなります。結果的に、社会との関わりも大きく減少するわけです。

人間は社会的な生き物です。社会の一員として生きているという自覚を失った結果、生きていく楽しみを見失うことにもつながりかねません。

骨折を契機に寝たきり状態になるのは、単に「歩くことができる・できない」という機能的状態を超えた、非常に大きな意味を持っているのです。

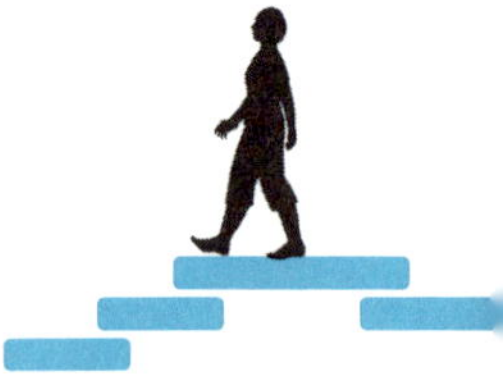

サルコペニア、フレイルを見逃さない

老化とともに筋肉量は減っていくサルコペニア

私たちを取り巻く社会の状況と近未来を踏まえ、これからは医療に頼るだけでなく自分の健康を自分で守る意識が必要です。まずは、私たちが老いていく過程で、私たちの体には具体的にどのようなことが起きるのかを一般論として知っておきたいところです。

高齢になって足が弱ってくると「サルコペニア」という問題が出てきます。サルコペニアは、高齢になるにしたがって筋肉の量が減少し、体の機能が衰えていく老化現象のことです。筋肉量の減少は25歳〜30歳頃から徐々に始まり、生涯にわたり進行していきます。主に運動不足が原因だと考えられていますが、まだメカニズムが十分に解明されたわけではありません。

サルコペニアは、広背筋《こうはいきん》・腹筋など、立ったり姿勢を保ったりするために重力に対抗しようとする筋肉（抗重力筋）に顕著に見られるため、放置していると、立ったり歩いたりすることが困難になってしまいます。つまり、高齢者の活動能力を低下させる、もっとも大きな原因の一つといえるわけです。よくつまずいたり立ち上がるときに手をつくようになったりすると症状が進んでいると考えられますが、意識的に運動をすることで、その後の生活の質に大きな差が生じます。

病気や要介護手前の状態のフレイル

フレイルは、「Frailty（フレイルティ）」を日本語に訳した言葉で、「虚弱」や「脆弱《ぜいじゃく》」などに相当する意味を持ちます。厚生労働省研究班の報告書によると「加齢とともに心身の活力（運動機能や認知機能など）が低下し、複数の慢性疾患の併存などの影響もあり、生活機能が障害され、心身の脆弱性が出現した状態」とされています。つまり、心身が弱ってさまざまな病気や要介護状態になりやすい段階です。

次の5項目のうち、3項目以上に該当するとフレイル、1または2項目の場合はフレイルの一歩手前の段階であるプレ・フレイルと判断されます。

1　体重減少……年間４・５kgまたは５％以上の体重減少
2　疲労感……活力が低下していると感じる
3　歩行速度の低下……１m／秒未満
4　握力の低下……男性は26kg未満、女性は17kg未満
5　体活動の低下……軽い運動や体操、定期的なスポーツなどをしていない

ただし、この時期に適切な対処をすれば、健常な状態に戻ることもできます。この「健康に戻ることができる」というのはきわめて大きなポイントです。

認知症の一歩手前で対策する

次に、老いることで私たちの知能・認識力がどのようになっていくのか見てみましょう。その際に有効なのが、軽度認知障害（ＭＣＩ）という概念です。ＭＣＩは、いってみれば認知症の一歩手前の状態。物忘れなどの比較的軽い症状はあるものの自立した日常生活を送ることは可能です。ただ、ＭＣＩの高齢者は認知症になりやすいことが明らかになっています。

ＭＣＩには、記憶障害を伴う「健忘型ＭＣＩ」と、判断力が低下したり計画を立てることが難しくなる「非健忘型ＭＣＩ」があります。

「年をとったのだから、多少頭の働きが鈍くなるのは当たり前」などと見過ごしがちですが、早めの対策が重要です。たとえば、運動などをすることで、健忘型ＭＣＩの44％、非健忘型ＭＣＩの31％が正常に回復したとの報告があります。

さらに言えば、もっとも一般的に処方されている認知症の治療薬が、フランスにおいて２０１８年６月に保険適応をはずされて話題になっています。日本でも他の国々でも、これらの薬の効果には疑問を呈する声が出ています。これはある意味、現状での薬物治療の限界を示す衝撃的なニュースです。

一方で運動することは、認知機能の保持や向上に有効であることがはっきりわかっています。さらには運動としりとりを同時に行うなど、認知トレーニングと運動を組み合わせた複合トレーニングの有効性も確認されています。また、対人コミュニケーションや社会活動が豊富な人ほど、認知症発生率が低下しているとの報告もあります。お金のためだけでなく、老年まで働くほうが認知機能の保持に有利だといえます。

痛みなく、ストレスなく、疲れずに歩き続ける

好きなように好きなだけ歩く

人生100年時代を可能な限り健康に生きるため、何をおいても真っ先にお伝えしたいのは歩くことの重要性です。「とにかく歩くことが大事」というシンプルなスローガンは間違いのない事実です。私が「もっと歩きましょう」とお話しすると、多くの方からこういった質問を受けます。

「1日にどのくらい歩いたらいいですか？」

結論からいうと、好きなように好きなだけ歩けばいいのです。どの程度が適当かは自分で判断してください。現況では、いろいろな立場の研究者が、いろいろな基準を提示しています。「1日20分歩きましょう」と言う人もいますし、「ただ歩くのではなくて、早歩きが肝心」と言う人もいます。

歩くことに関しては、長らく「1日1万歩」が目安とされてきました。厚生労働省が定めた「21世紀における国民健康づくり運動（健康日本21）」でも、身体活動量と死亡率との関連を調査した研究結果をもとに、「1日1万歩の歩数を確保することが理想と考えられる」としています。ちなみに、日本人の1日あたりの平均歩数は男性6846歩、女性5867歩。年齢とともに歩数が減少する傾向がみられます。「1日1万歩」という目標から見ると、ちょっと物足りないといえます。

歩数の基準にしばられない

ただし、当然ながら人によって歩くときの条件はさまざまです。たとえば、同じ「75歳」というくくりでも、寝たきり一歩手前の75歳と、フルマラソン大会で完走する75歳の現役ランナーとでは、ポテンシャルがまったく異なります。

前者のお年寄りに「毎日1万歩、歩きましょう」と言っても、無理に決まっています。それぞれの条件を考えず、一律に「1万歩、歩きましょう！」と言うのは無理なのです。誰かから基準を与えてもらって、それをクリアすることに満足感を覚える。毎日1万歩という目標を達成するために、雨の日も風の日も、熱中症になりそうな夏の酷暑日も必死に努力をする。なんだか変ですね。

強いて歩くときの基準を示すとすれば、歩いていて快適だと感じられる、痛みを感じないレベルを意識するということです。歩いていて気分が悪くなったり、足が痛くなったりしてきたら、それは明らかに「もう歩くな」というサインです。たとえ1000歩しか歩いていなくても、休んだほうがいいでしょう。自分の外に基準を求めるのではなく、あくまでも内なる声に耳を傾けながら歩いてください。

歩くのが快適で、痛みも感じないなら、何万歩でも好きなだけ歩けばいいのです。「どれだけ歩くか」にはそれほどこだわらないのが継続するコツかもしれません。

最適な歩き方は人それぞれ

歩き方について正解はありません。「教科書的な歩き方」というのはたしかにあるのですが、それが万人にとって正しい歩き方なのかどうかについては、結論が出ていないのが現状です。というのも、身長、体重、筋力、関節の柔らかさや可動域、全身状態まで人によって歩くときの身体条件は一人ひとり異なります。あまりにも考慮しなければいけないファクターが多すぎて、理想的な歩き方を一つに定義するのはきわめて困難なのです。つまり、最適な歩き方は十人十色ともいえるのです。

あえて理想的な歩き方を定義づけるとすれば、「その人にとって痛みやストレスがなく、疲れない歩き方」「ケガや故障につながらない歩き方」ということができます。「自分にとって最適の歩き方」を見つける必要があるのです。その点は、ある意味で人生と同じなのかもしれません。何か理想的な一つのパターンに当てはめることはできません。できるのは、それぞれの条件に合わせてベストのフォームを探すことです。

実はこれは一般の人だけでなく、競技者にとっても同じです。以前、競歩のトップアスリートやサッカーのコーチなど「足を使う競技」に携わる人たちにインタビューをしたことがあります。彼らに「選手たちを理想のランニングフォームやウォーキングフォームに近づける努力をしていますか？」と質問したところ、一様に「そんなことはしません」という答えが返ってきました。彼らは基本的に、その人が持っているフォームをあまりいじりたくないといいます。むしろ、ケガや不調といったことがない限り、フォームを変えるという手段をとらないというのです。

それを聞いて腑に落ちるところがありました。私たちも、患者さんの足に痛みが出たり不具合が起きたりしたときは、その原因を探り修正していきますが、何か理想的な足の使い方を提示してそれを目指すように指導することはありません。自分にとって無駄なく痛くない歩き方を、実際に歩きながら追求していくことが大切なのです。

間違った歩き方＝悪い姿勢で歩いている状態

教科書的に正しい歩き方をすると問題が解決するという見方ではなく、生活のなかで歩くとき、その人にとって問題が生じないことが「正しい歩き方ができている」状態だととらえることが肝心です。

逆にいえば、間違った歩行とは、「歩くときに痛みが生じる、長時間歩けない、スピードが遅い、歩きにくい」など、歩いていて違和感がある状態といえます。その大半は悪い姿勢で歩いている状態です。教科書的な歩き方に合っていないから「悪い姿勢」というのではなく、痛みや疲れを誘発するような姿勢に問題があります。

悪い姿勢のまま歩いていると、さらに体のトラブルを助長するおそれがあります。関節の変形や筋力のアンバランスが原因の場合は、理学療法士の指導のもと筋トレや歩行指導を受ける必要があります。また、自分に合った靴を履く、あるいは医療用インソールなどを使って歩行の安定性を補助することで姿勢を矯正する方法もあります。

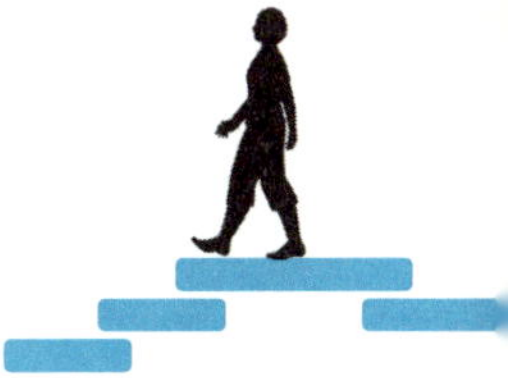

無理に走らない

ウォーキングレベルの運動負荷でも十分

ランニングが好きで毎日楽しく走っていて、とくに足の痛みなどの支障を感じていない場合は、好きにやっていただいてかまいません。かくいう私自身も犬を5匹飼っていることもあり、毎朝彼らと自宅近所の河川敷をジョギングしています。

ただ、ジョギングやマラソンといった「走ること」はスポーツに近いものとして考えるべきです。すなわち万人向けではないのです。心肺持久力を高める運動として高強度ですので、疾病を持つ人にはむしろ症状を悪化させてしまうリスクもあります。とくに心臓病や糖尿病、高血圧を抱えている人は、負荷に耐えられない可能性もあるため、注意すべきです。

歩行と比較すると、走ることは足にかかる負荷が3倍にも4倍にもなります。べースが健康なランナーでさえ、故障を抱えています。たとえば腸脛靭帯《ちょうけいじんたい》の炎症から膝まわりの慢性的痛みが続く、その名もずばりのランナーズニー。後脛骨筋《こうけいこつきん》の異常で、脛《すね》の内側の慢性的疼痛があるシンスプリント。そして足裏の痛みの代表である、足底筋膜炎《そくていきんまくえん》。これら3つの疾患を代表にして、ほとんどといっていいほどのランナーやジョガーが慢性的な痛みや不調を訴えているのが現実です。

健康の維持という観点からいえば、いわゆるウォーキングレベルの運動負荷で十分な効果が期待できます。歩くだけでも心肺機能は高まりますから、心疾患、糖尿病、高血圧などの改善や発症予防にも十分につながります。

強度を上げればいいとは限らない

私が競歩の選手にインタビューをしたとき、競歩の選手はもともと長距離走をしていた人が圧倒的に多いというお話を聞きました。長距離では故障続きだったけれども、競歩に転向したところ、ケガをしにくくなったという選手が何人もいるそうです。

また、競歩はトップアスリートでいられる競技年齢が、マラソンと比較するとずいぶん高いという話も聞きました。競歩のようなハードな競技ですら、マラソンと比較したら無理な負荷がかからないということです。

いずれにせよ、運動の強度を上げればよいというものではありません。やはり、歩くことが一番手軽で安全な運動といえそうです。

足が痛くて歩けないときは

「歩くことが足を健康に保つのは十分わかっているけど、すでに足が痛くて思うように歩けない」「ちょっと歩くとすぐに足が痛くなるので、歩くのが怖い」

こういった悩みを抱えている人は、とにかく痛みを軽減させるのが最優先です。まず医療機関を受診しましょう。

痛みの原因はさまざま。装具療法、物理療法、運動療法、外科的治療などで、できるだけ歩くときの痛みを軽減させたうえで、可能な範囲で歩くべきです。歩けるかどうかの判断を自分で行うのは難しいので、医師や理学療法士などに判断してもらいましょう。また、どうしても歩けないときは、座った状態での筋力トレーニングやストレッチがあります。

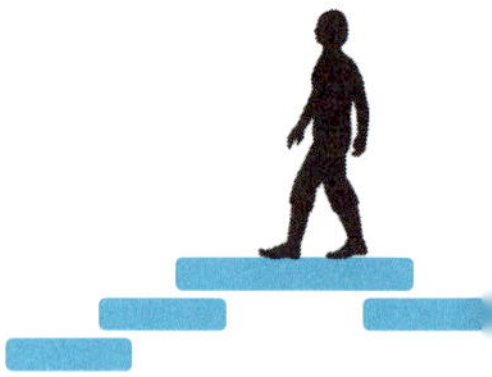

ライフスタイルに「歩くこと」を組み込む

「エレベーターではなく階段を使おう」という決まり文句

「あえて散歩やウォーキングの時間をつくるだけでなく、生活のなかに歩行を組み込んでいく努力も大切ですよ」とよく言われます。

たしかにエレベーターやエスカレーターを極力使わずに、階段を昇るように習慣づけるのはベストです。階段を昇るのは運動強度という意味でも効果があります。

とはいえ、ここで多くの読者はこう思うのではないでしょうか。

「階段を使ったほうがいいというのは、もう他の本でも何十回も読んでいる。今さら言われても……。わかっていてもできないから困っているんだよ」

その気持ちはよくわかります。私自身、このような本を書いてはいますが、階段を見つけるたびにせっせと昇っているわけではありません。すぐタクシーに頼る怠け者でもあります。

しかし、仮に階段を昇ったり、歩いたりといった行動につながらなくても、「階段を昇ったほうがいいよな」「このくらいの距離なら歩いたほうがいいよな」と思うことそのものが、実はすでに行動変容の第一歩なのです。そこからは、何かのきっかけで実際の行動に移れる段階であるといえます。したがって、認識することが第一歩になるのです。まずはそこからです。

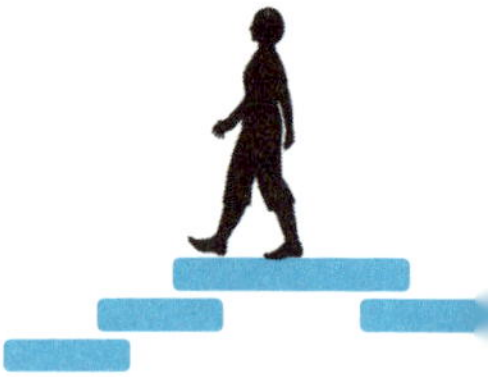

ふくらはぎをもむとむくみが解消する!?

筋肉を柔軟にする効果はあるけれど……

ふくらはぎをもむと、足のむくみが解消する。健康書などでは繰り返し伝えられる健康法であり、実践している人も多いかもしれません。

結論からいうと、ふくらはぎもみには一定の効果があります。

効果の一つ目は筋肉の柔軟性アップです。マッサージをすることによって、筋肉の緊張（筋肉が緊張して、手足がつっぱってしまう症状）を軽減させ、柔軟性を高める効果が期待できます。筋肉が柔らかくなると、体を伸ばしやすくなり、とくに高齢になると衰えるといわれている関節の可動域（各関節が運動できる範囲）を改善することにもつながります。

そしてもう一つの効果が、血流、とくに静脈血の還流の改善です。

全身に行き渡った血液が心臓に戻るための血管が静脈です。血液を心臓に戻すうえで大きな役割を果たすのが、ふくらはぎの筋肉の収縮によるポンプ作用と、静脈内の静脈弁です。歩いたり足先を動かしたりしてふくらはぎの筋肉が伸縮すると、血液は体の上へと押し上げられます。静脈内には、血液の逆流を防ぐための弁がついていますが、その弁の機能が低下すると血液が逆流し、むくみの原因になることがあります。あるいは、静脈が膨らむことで、下肢静脈瘤《かしじょうみゃくりゅう》が起こります。お年寄りなどに足の静脈が太くなってこぶ状に浮き出ているのを見ることがありますが、あの状態が下肢静脈瘤です。

高齢になって筋肉が落ちる、妊娠して腹圧が上がることで静脈圧が上がるといった理由が、静脈の還流を妨げ足のむくみにつながるとされるため、足のむくみに悩むのは女性のほうが多くなっています。ですから、ふくらはぎの筋肉のマッサージはむくみ解消につながるとは思います。ただ、単純に室内でふくらはぎをもむよりも、外に出て歩いたほうがむくみの解消効果は大きいといえます。

歩くときは心肺機能と足のポンプ効果を同時に活用するため、血流をうながすという意味では効果が大きいからです。

COLUMN 3

足と歩行のカルチャーをつくる

「人生100年時代を歩き続ける」ということでいえば、足と歩行に意識を向けるような文化をもっと定着させていく必要があります。本書では高齢者を中心に議論を展開しましたが、たとえば、この少子化時代に親御さんたちは一人ひとりの子どもたちの衣食住・教育などにずいぶんとお金をかけています。それにもかかわらず外来を受診する子どもたちの靴を見ると、成長期のためでしょうか、かなり大きすぎたり、逆に小さすぎたりでサイズの合わない靴を履いているのをしばしば見ます。成長期ということは、骨にもより柔軟性があるということです。合わない靴を履くことによる骨変形は、大人以上に容易に生じます。そして足元から始まった異常は、これを代償するために、足首、膝、大腿骨、骨盤、さらに脊椎と下から上に伝わっていくのです。将来の影響を考えると、高価な衣服や習いごとにお金をかけること以上に、正しいサイズとシェイプの靴を選択し、成長に合わせて頻繁に買い替えることのほうが優先されるべきでしょう。

これは、親御さんたちが「ケチ」なのではなく、足病に対する知識がないからなのだと思います。

たとえば、足病医学が公的にも専門領域として確立し、専門医資格など各種制度が整うのも大切なのですが、本文中でも触れたようにいくつもの既存診療科とオーバーラップする領域があるために、学界政治的な意味でもこれは一筋縄ではいかないだろうと想像されます。

しかし、そのような上からの制度化以上に大切なのは、足と歩行への理解や、適正な靴や靴下の選択など医学的常識についての知識を高めていく必要があることです。

「日本人の足と歩行に対するリテラシーを高める、足と歩行の文化を変える」。現時点では遥かなる道ということになるのでしょうが、私は現状を分析したうえで、ある程度以上の確信を持ってそれができると考えています。そのための具体策の一つが本書であり、下北沢病院なのです。

第4章

歩き続けるために
——足病医がすすめる足のケア

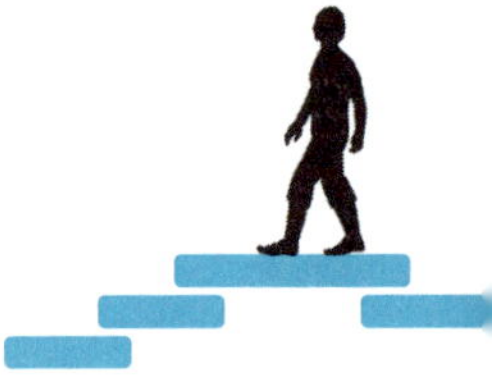

足の老化は皮膚から

皮膚は足の健康の窓

足は複雑な臓器です。片足で26の骨を有し、左右合わせて人体の骨の4分の1を構成します。さらに少骨《しょうこつ》、靭帯、筋、腱、動脈、静脈、神経、皮膚などで構成され、全体重を受け止め、日々の歩行活動を支えています。

本章では、足の総合病院、下北沢病院の医師たちがそれぞれの専門領域の観点から、足のための総合的なレッスンをお届けします。

まずは皮膚からです。

足全体を一つの臓器として考えると、一番外側にあるのは皮膚です。そして最初に足の老化が見られるのも皮膚組織です。膝下や足の甲、指の脱毛が起き、皮膚が乾燥し薄くなり、しなやかさを失ってもろくなります。また、皮膚は乾燥するだけでかゆみが出るので、そこを引っ掻くことにより本格的に湿疹に発展します。同時に、下肢は重力の影響で血流がうっ滞しやすく、これが原因でうっ滞性皮膚炎も生じます。

このように下腿の皮膚には炎症が起きやすく、炎症を繰り返すことで茶色の色素沈着も現れてきます。何度も炎症を繰り返すと常に皮膚のバリアが壊れた状態となり、それがまた次の炎症を呼ぶという悪循環に陥ります。

タコやウオノメ、イボにも要注意です。第一に押さえておきたいことは、タコやウオノメは外からの圧力に対して皮膚が硬くなって（角化して）防御しようとする物理的反応なのに対して、イボはイボウイルスによる感染症です。

イボウイルスは皮膚の角化細胞（皮膚の一番外側にある細胞）に感染して、さらなる角化を促します。医師ですら、ときに診断に迷うほど見た目がよく似ているのですが、原因が違うので治療法も異なります。

足の指の爪も、変性・老化を反映しやすい組織です。もっともよく見られる爪水虫は、爪にカビが感染して起こる病気で、日本人の10人に1人が持つといわれます。爪が白濁したり、もろくなったり分厚くなったりします。

これ以外にも微少な外傷や化学的刺激（ペディキュアなど）、栄養状態の変化によって起きる、**爪の変形**（爪甲剥離《そうこうはくり》や爪甲肥厚《そうこうひこう》、爪甲形成不全など）もあります。爪の変形の厄介なのは、変形がある程度を超えると、靴との摩擦や圧迫で歩行時に痛みを感じるようになり、それをかばうために歩行動作全体のバランスが崩れて、さらに他の部位への痛みが波及していくことです。

陥入爪もやっかいな問題です。爪が食い込んだ部分に、刺激による肉芽《にくげ》ができてさらに痛みを増します。ときにばい菌が入って指全体が腫れ上がることもあります。

対処としては、簡単なテーピングから爪そのものをやや細く修正して食い込まないようにする手術までさまざまな方法で対応します。陥入爪自体が、足の骨の変形で起きていることも多く、その場合は前述の処置後、靴の選択のアドバイスや、インソールなどを使って食い込む部分の圧自体を変えるところまで指導しないと再発します。

また基礎疾患に糖尿病があると、免疫のバランスも崩れてばい菌の感染に非常に弱くなります。水虫が原因で皮膚のバリアが壊れたところからばい菌が侵入し、足全体に感染が広がり、あれよあれよという間に足の壊死・切断というのは、医療現場では非常によく見られる光景です。近年、中高年の糖尿病発症が問題になっていますから、足や爪の水虫には常に注意する必要があります。

保湿で角質をケア

足に限らず、皮膚の角質は、肌を守るためにつくられたバリアのようなものです。年齢を重ねるにつれてバリア機能は落ちていくのですが、これを補うのが保湿です。角質を柔らかくする尿素やサリチル酸といった成分を含む保湿クリームもあります。普段から、そういったものを利用して、足をケアするとよいでしょう。

とくに入浴後、素早く保湿クリームを塗ることで、皮膚に水分を閉じ込めることができます。

また単なる皮膚の乾燥を超えて湿疹になったり水虫が疑われたりするような場合、具体的には皮膚の表面がむけたり、赤くなったり、ブツブツが出ているようなときは、きちんと診断してから治療する必要があります。皮膚科などで適切な治療を受けることをおすすめします。

普通は、古くなった角質は自然にはがれ落ちていくのですが、足に圧力の負荷がかかるとそのまま分厚い角質層をつくることがあります。ハイヒールを履いてタコができるというのが典型です。

角質やタコができた場合は、削りましょう。角質を削るためのヤスリや器具には、さまざまなものがありますが、削りすぎると足から出血することもあるので十分に注意してください。その際に大事なのはイボと間違えないこと。イボウイルスの場合は血管を巻き込みながら角化するので、容易に出血するのが特徴です。

同時に、「なぜ角質ができているのか」という原因に着目することも大切です。ただ起きている現象に対して対処するだけでなく、原因を探って解消するのです。角質ができるのは、そこに圧がかかっているから。足にかかっている圧から皮膚を守ろうとして角質層が分厚くなるという仕組みです。

そうだとすれば、圧を分散させるという発想が必要です。医療用のインソールを使い、足裏に適切なアーチをつくることで、足にかかっていた圧が分散されれば、角質もできにくくなります。

足の変化をチェックする

爪が分厚くなっていたり、変形したりしている場合、あるいは水虫かもしれないと思ったときは、皮膚科や足病科を受診してください。
普段の心掛けとしては、次の3つを意識しましょう。

①清潔を保つ
②適度な保湿を心がける
③深爪を避ける

爪を含めた足先にとっては、日本の高温多湿な夏も、乾燥が激しい冬も、ともにハードな環境です。まずは、しっかり足を洗うこと。足の指の間までしっかり洗います。洗うと必ず乾燥しますから、後の保湿も忘れないようにしましょう。とくに冬場は乾燥した部分から亀裂ができたり、湿疹ができやすくなります。なお、夏に足の指を保湿しすぎると、かえってジュクジュクしたり、ふやけたりして水虫の原因にもなるので要注意です。

入浴時は、自分の足を観察するよい機会です。10秒間でよいので、足の指までチェックしましょう。目が悪かったり、柔軟性の問題で自分でできないときは、家族や介護者がかわりにチェックします。

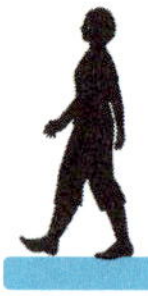

足の痛みに敏感になる

「痛み」には必ず原因がある

次は足の骨、筋肉、靭帯、腱、という運動器としての足について下北沢病院の整形外科医にして足病センター長である菊池《きくち》恭太《きょうた》医師に話を聞きました。

整形外科における足は、骨と筋肉、靭帯、腱です。足病医も同じように、骨と筋肉、靭帯、腱を診ているのですが、整形外科医と足病医で見えている風景がずいぶん違うことに驚いたそうです。

たとえば、整形外科で足の痛みを訴えたところ、「レントゲンでは異常なしです」「とりあえず、湿布と痛み止めを出しておきましょう」と言われる患者さんは珍しくありません。

そういった患者さんが「他の病院で治療を受けても改善しないのでここに来ました」と、当院に来られるケースが大変多いのです。

足の障害の多くは、日々の歩行における負担の蓄積と偏りにより発生しています。しかし、よほどのケガをしない限り、いきなりどこかが壊れたり傷ついたりすることはありません。気がつかないうちに少しずつ進行する状況のなかで、その最初の警告が「痛み」です。

この痛みという警告を無視、または我慢してその後も同じように活動を続けることで、徐々に構造に異常が生じてきます。レントゲン検査で異常が指摘されるのはこの段階で、そのときはじめて足の病気と診断されるようになります。

しかし、構造変化が起こってからの治療では遅すぎるのです。足の痛みには必ず原因があります。当院ではそれぞれの足の特徴、つまり形や柔軟性などを診ます。さらに運動習慣や仕事などの生活環境、履き物などを患者さんに聞いていくと、原因を予測できることが多いのです。なぜなら足病学では、足の特徴を、形と柔軟性によっていくつかのパターンに分類し、それぞれどこに負荷が偏りやすいかを理論的に示しているからです。

ですから、まず足と歩行を守るためにすべきことは、「痛み」に敏感になることです。足にとって「痛み」は、もっともわかりやすい足病の最初のサインです。

これまでの診察では、検査で構造的な問題があるかどうかが焦点となってきたと思います。しかし足病学では、患者さんの足がどのようなタイプの足なのかをまず診察します。これによって痛みや障害の原因を理論的に考えることができるのです。

「痛み」のタイミングを知ろう

では痛みがあったときは、どのように対応すればよいのでしょうか。

まず、生活においてとくに痛いタイミングを自分でメモしておくことが大事です。これによって生活環境のなかで何がきっかけになっているのかがわかることも多いからです。診察時にも、よくよく患者さんに聞くと「そういえばいつも〇〇するときに……」と気がつくケースもよくあります。

特殊な動きや姿勢、動作の癖、趣味、履き物など、足は個人の生活状況が症状に直接影響しやすい部位といえます。痛みの原因となる行動を発見、自覚、避けることで症状が緩和されます。

それでも痛みが続いたら、医師の診察を受けます。明らかな異常があれば治療が開始されるでしょうが、痛みがあっても検査でも異常が見つからなければとりあえず安心するのかもしれません。「大丈夫です、様子をみましょう」と終わることも多いことと思います。しかし、先に述べたように足の痛みは足病のサインです。痛みが続いていては、悩みも解決しません。

このときに足底装具（インソール）が重要となります。個々の足の異常のパターンに応じて、オーダーメイドの医療用インソールが理想です。これによって負荷を軽減し、痛みを緩和することができます。インソールは、ちょうど近眼や老眼を眼鏡で補正するように、足の形の崩れを補正するのです。とくに足病学では、立った状態での足の崩れを矯正するために一定以上の硬い素材のインソールがよいとされています。

また、セルフケアも大切です。自覚していなくても、年齢に伴い体の柔軟性や筋力は予想以上に低下している場合が多く、足への負荷増大の原因となります。アキレス腱のストレッチ、足指の運動などで足の負荷を軽減できます。次ページに、日常できるストレッチを紹介しています。

日常のセルフケア①

［アキレス腱のストレッチ］

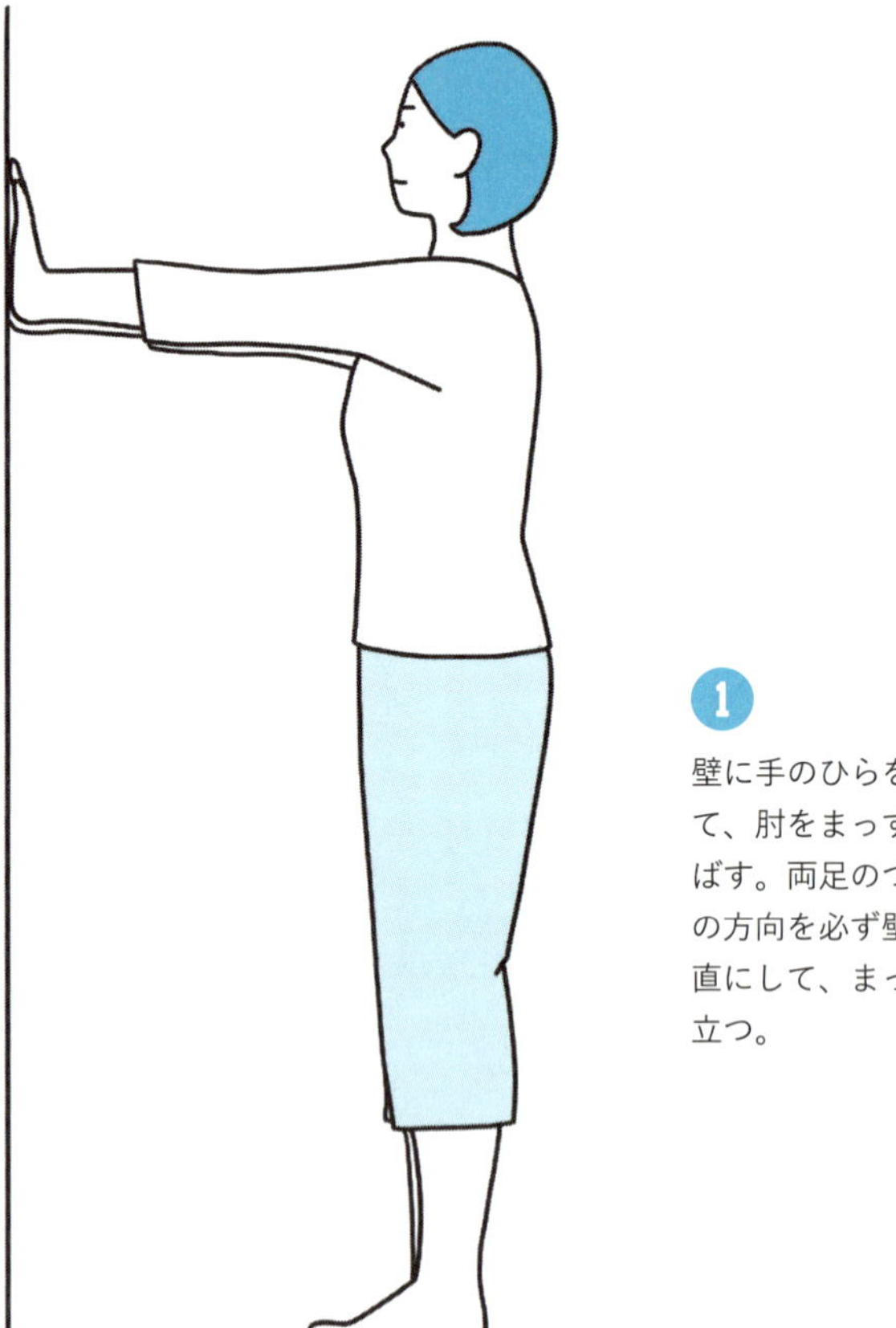

1

壁に手のひらをつけて、肘をまっすぐ伸ばす。両足のつま先の方向を必ず壁に垂直にして、まっすぐ立つ。

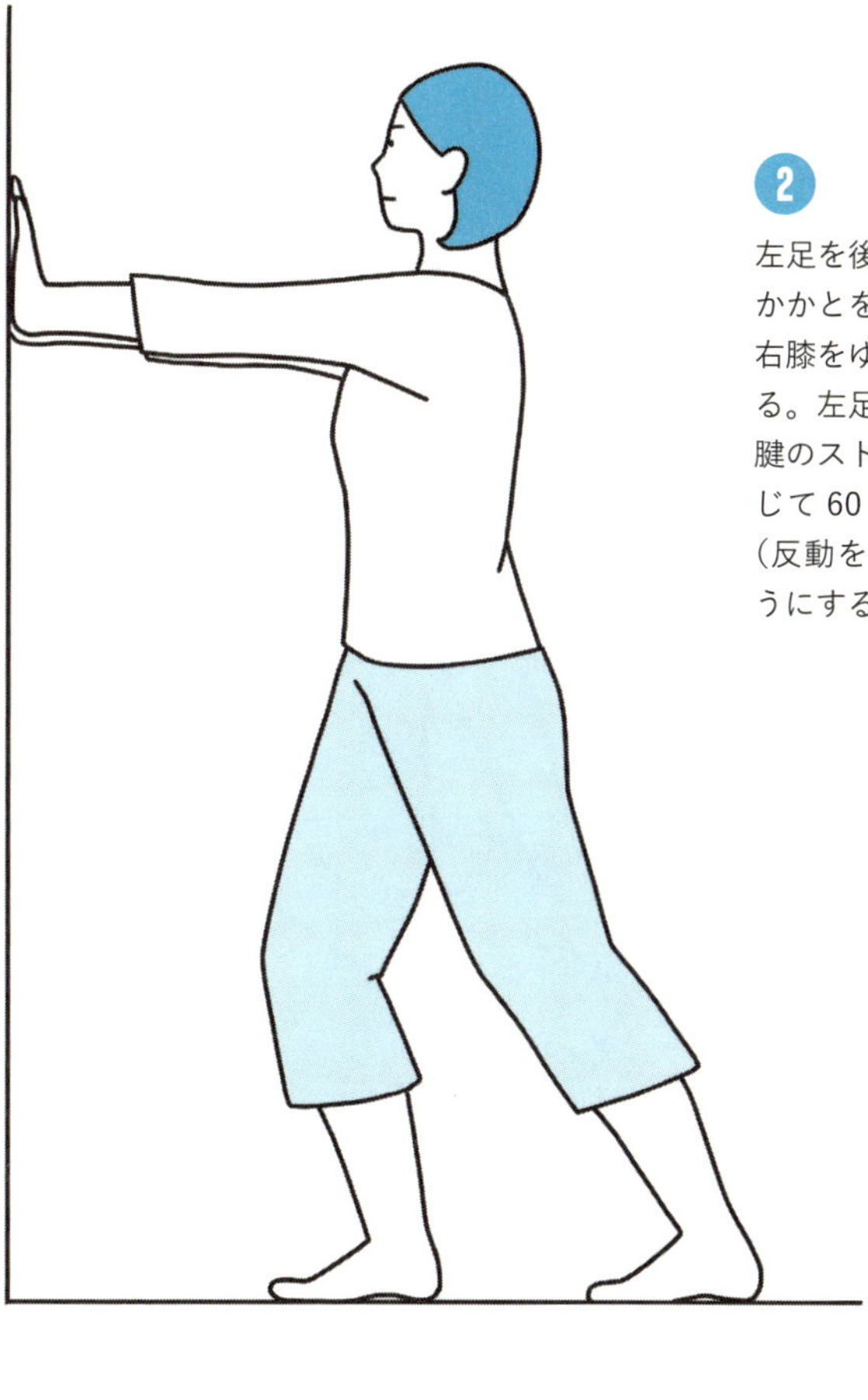

❷

左足を後ろに引いて、かかとを床につける。右膝をゆっくり曲げる。左足のアキレス腱のストレッチを感じて60秒間キープ（反動をつけないようにする）。

❸ 右側も同様に行う。

❹ ❶～❸を5回、週3～4回行う。

日常のセルフケア②

［足底筋のストレッチ］

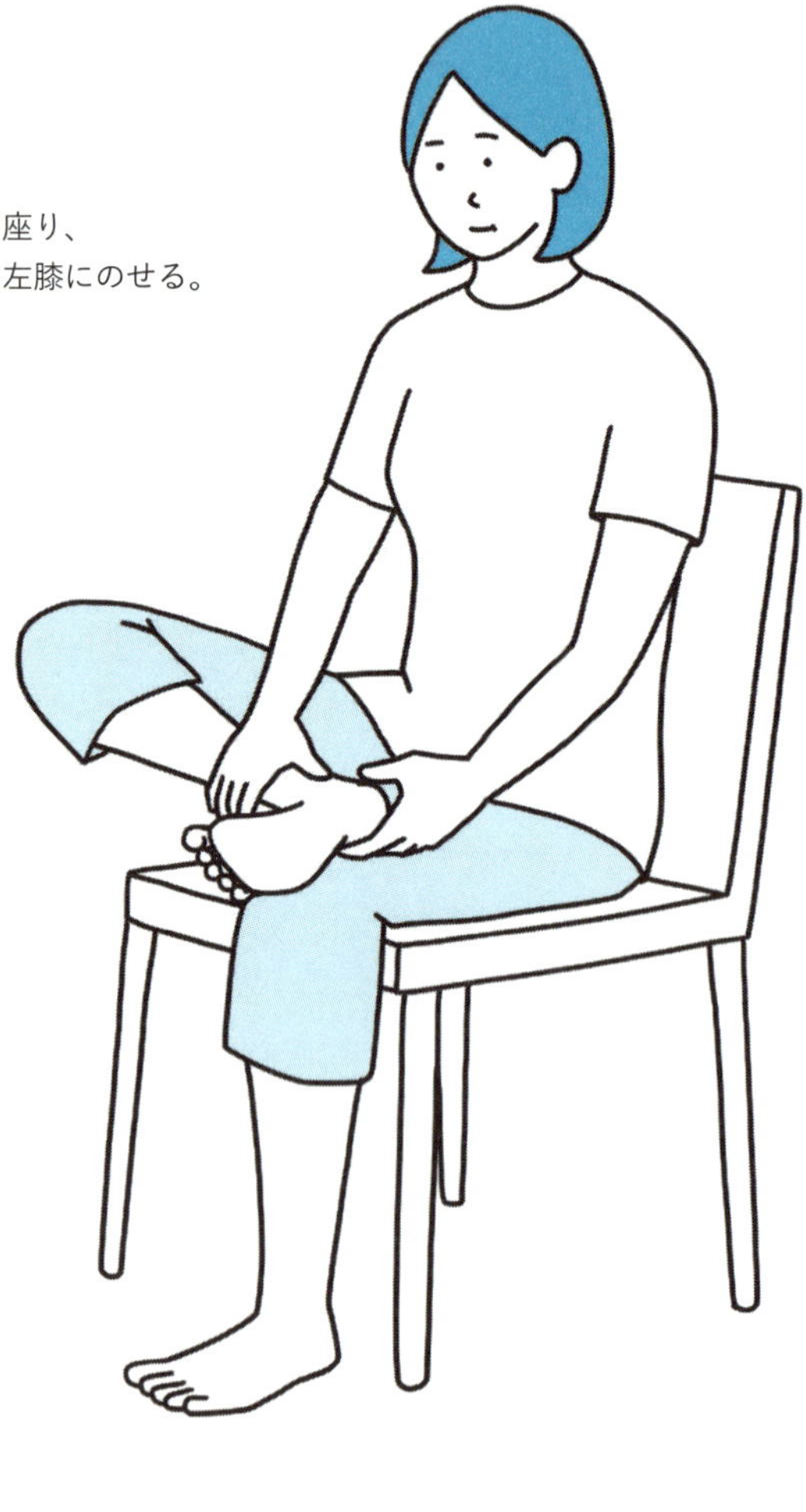

❶
椅子に座り、
右足を左膝にのせる。

2

つま先を反らし、
反対の手で土踏まずを押す。
3秒間キープ。

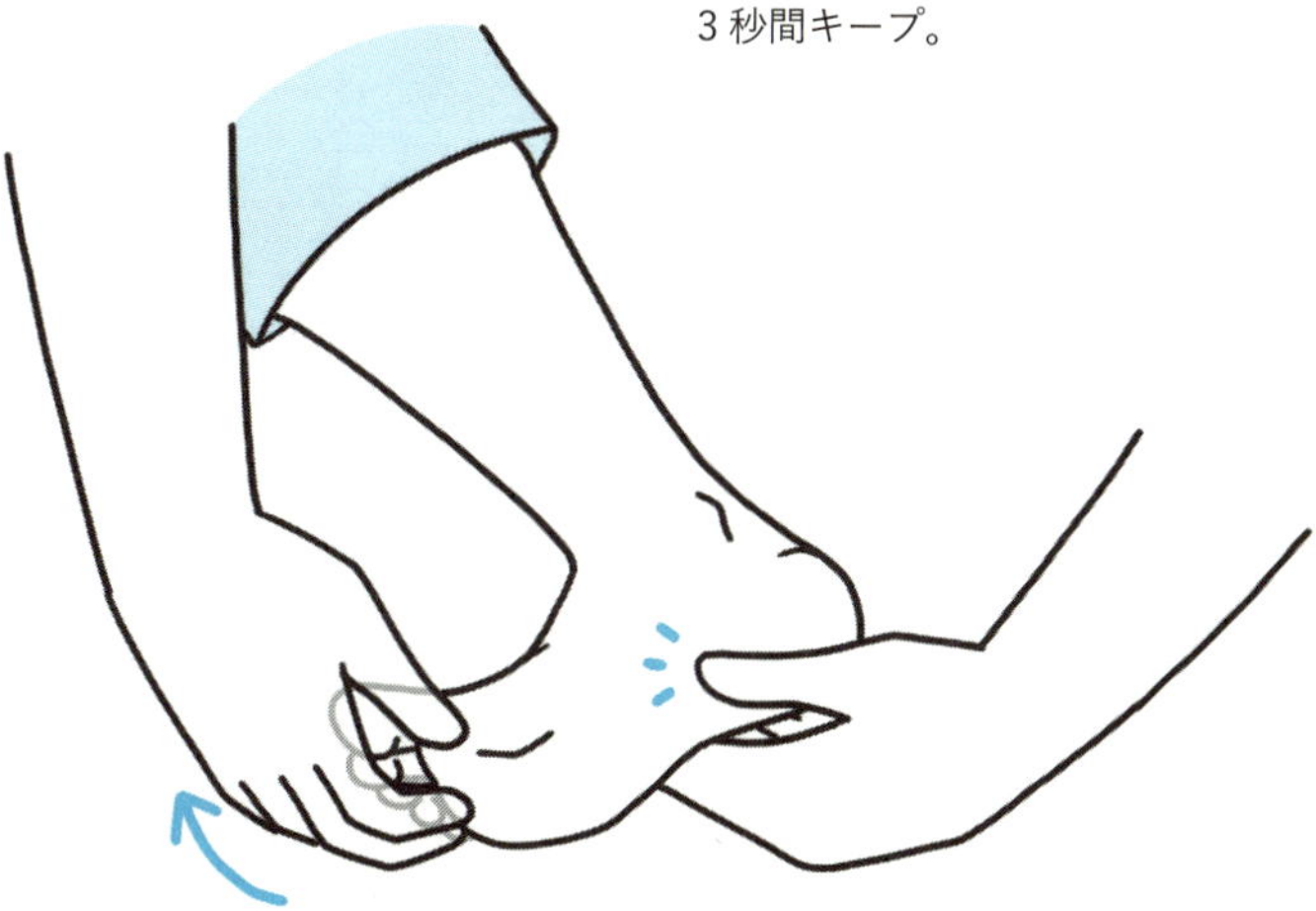

3 左側も同様に行う。

4 ❶〜❸を20回、毎日行う。

運動器としての人間の足の特徴は、大きく3つあります。

一つ目は、歩くために存在し、地面との唯一の接点であるということです。私たちが歩き続ける限り、足は負荷を受け続けて休むことができません。2つ目は、足の形や柔軟性は皆同じではなく、個々にまったく異なるということです。これは顔が個々に異なるのと同じです。負荷のかかる部位も、それに応じて異なります。3つ目は、足は多くの骨や関節、筋肉、靭帯などの集合体であり、共同作業により歩行しているということです。このため、ある部位の負荷が大きくなっても、他部位がそれを補うことができます。これを代償といいます。これらの3つを基礎に足の痛みを考える必要があります。

日常生活での歩行によって足への負荷は必ず発生しており、この蓄積がさまざまな足病発生の原因となります。一方で、人間の健康と豊かな生活のためには、歩行はもっとも重要な要素です。足の痛みのために歩行を止めることはなんとしても避けなければなりません。なぜなら、歩行を止めた途端に心や体にいろいろな病気が忍び寄ってくるからです。歩行を止めずして足の痛みを止めることが必要となるのです。

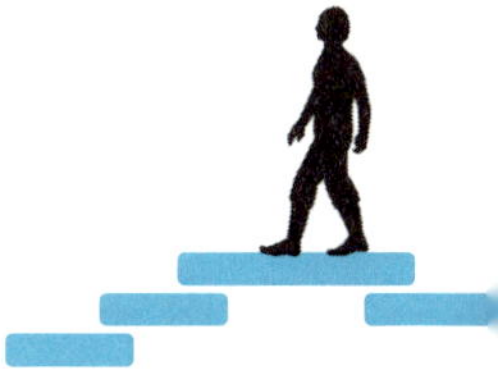

「冷え」「しびれ」は足の心筋梗塞のきっかけ

血流をチェックする

下北沢病院の副院長である長崎和仁《ながさきかずひと》医師に足の血流について話を聞きました。長崎先生は血管外科医となり、はや20年以上になります。

人の組織は、血管によって運ばれた血液から酸素という栄養を取り込みます。心臓を栄養する血管が詰まれば、心筋梗塞であり、脳を栄養する血管が詰まれば脳梗塞です。栄養されないと組織は死んでしまいます。臓器としての足も同様であり、栄養する血管が詰まれば、足の心筋梗塞とも呼ばれる下肢《かし》閉塞性《へいそくせい》動脈《どうみゃく》硬化《こうか》症《しょう》が起きます。

生活習慣の変化や高齢化も相まって、下肢閉塞性動脈硬化症の患者さんが近年増加の一途をたどっている一方、病気の認知度は非常に低く「なぜこんなに悪化してから来るの？　もっと早く受診していれば、切断しなくても済んだのに」と、思うことが多々ありました。

下肢閉塞性動脈硬化症とは、腹部から両足に延びる動脈が動脈硬化によって狭くなったり閉塞したりすることによって、足の血行が悪くなる病気です。「足が冷える」などの症状に気づいていても、「冷え性だろう」と決めこんでいないでしょうか。足が痛いといっても、「歳のせい」「単なる筋肉痛」「関節痛だ」と思い込んでいないでしょうか。これらの症状は下肢閉塞性動脈硬化症の疑いがあるので、注意が必要です。

初期症状として、足の「しびれ」や「冷え」があります。病態が進むと、間欠性跛行《かんけつせいはこう》といって、歩くと足に痛みや疲労を感じて数分間休み、また歩き始めると同様の痛みを感じるという特徴的な症状があります。

間欠性跛行が始まってから治療を始める人が多いのですが、さらに放っておくと、「じっとしていても足が痛い」という安静時疼痛《とうつう》となり、そして最終段階として筋肉などの組織に壊死《えし》や潰瘍が起こり、最悪の場合、足を切断することになります。

誰でも生まれたばかりのときは、血管も若々しく弾力がありゴムのようにしなやかですが、さまざまな原因で血管の壁が硬く厚くなって弾力性を失い（動脈硬化）、血液の通り道が突然詰まったり、または破れたりするという「血管事故」を引き起こすようになります。

動脈硬化は子どもの頃からすでに始まっているといわれています。30歳頃にはかなりの人の血管に軽い動脈硬化が見られ、40歳頃からはほとんどすべての人の血管が動脈硬化状態といわれています。

自覚症状が出る前に、まずは〝見つける〟ことが重要です。足の動脈が触れるかどうか、すぐに自分で確認できます（次ページ）。足の血流が保たれていれば、足部の脈を触ることができます。

病院でできる客観的な診断方法としては、上腕と足首の血圧を測り、それらの血圧比を測る「ＡＢＩ：Ankle Brachial Pressure Index」という検査があります。

早期に自分でできる治療法は、生活習慣の改善です。喫煙している方は、まずは禁煙を。たばこを1本吸うだけで、血管収縮が30分以上も続きます。また活性酸素が大量に発生し、血管を攻撃して動脈硬化を促進するともいわれています。糖尿病、高血圧や脂質異常などの基礎疾患がある場合は、それらの治療を継続することが重要です。

食事療法は野菜中心・優先、腹八分目の食事を目指しましょう。朝食、昼食、夕食

動脈触知ポイント

足首の内側くるぶしの背側（後脛骨動脈《こうけいこつ》）と足部の表中央（足背《そくはい》動脈）で、動脈が触れるかチェックしてみよう。

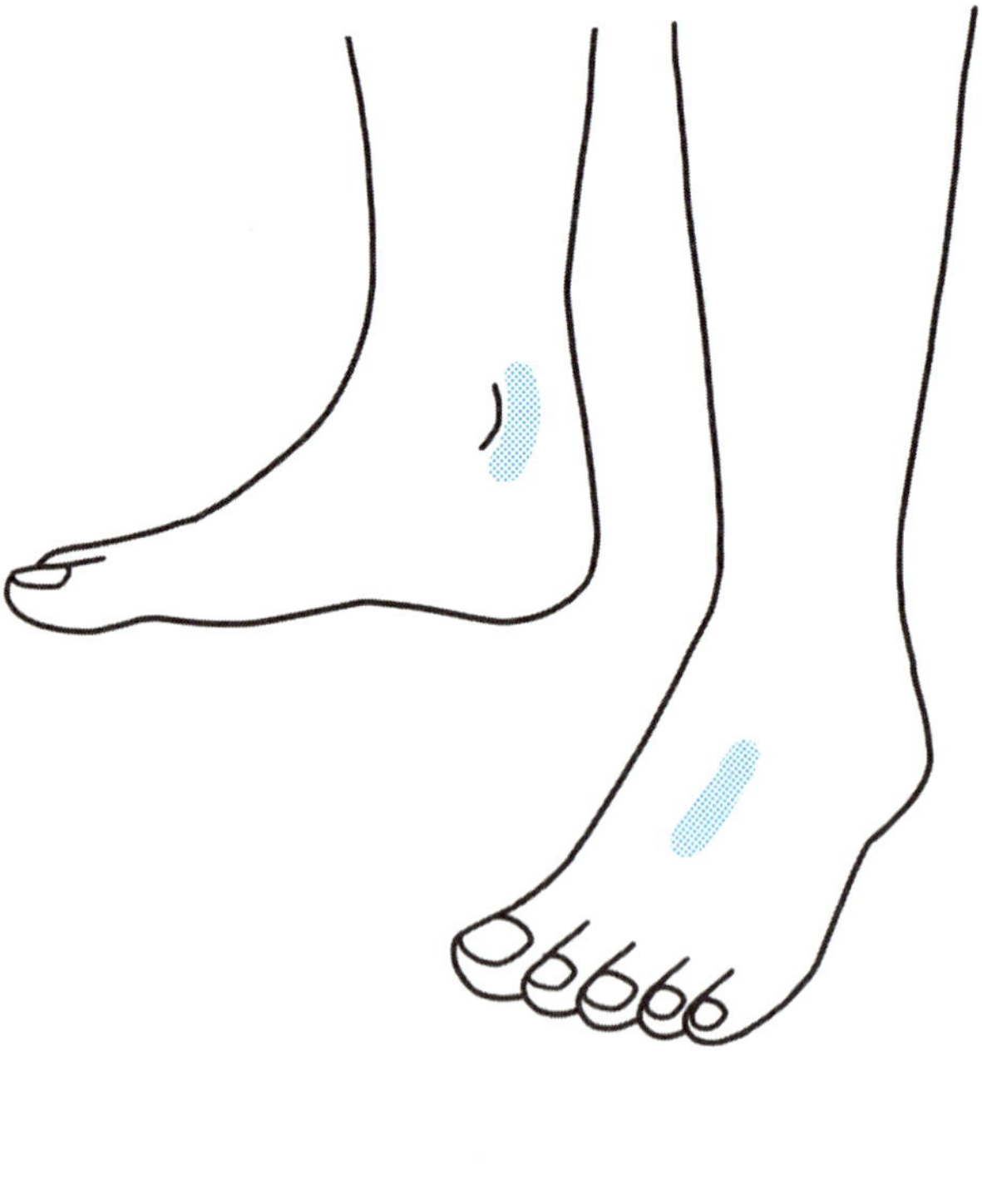

を規則的にとり、就寝前2時間は食べないことです。

その他の生活習慣の改善としては、適度に体を動かすことです。ゆっくり深く多くの酸素を取り込むことで、より多くの脂肪を燃やすことができる有酸素運動がよいとされ、ウォーキング、ジョギング、水泳などを30分以上、週3〜4回程度することがすすめられます。初心者におすすめしたいのは、いつでもどこでも一人でも始められるウォーキングです。

脳と体の疲労回復、とくに大脳のメンテナンスは必要不可欠で、良質な睡眠をとることが大切です。また、恐怖や不安などの精神的ストレスを強く感じると交感神経が緊張して血管を収縮させ、また血小板の働きを活性化させて血液がドロドロになるとされています。ストレスはためないことです。

動脈硬化を予防する食品

大豆・大豆製品 血清コレステロールを低下させる	豆腐、納豆、油揚げなど
食物繊維 マンナンを多く含む	こんにゃく、大麦、 きのこなど
かんきつ類 ペクチンを多く含む	みかん、オレンジ、 グレープフルーツなど
青魚 良質な脂肪を含む	イワシ、サバ、サンマなど
ナッツ類 ベータカロチンを含む	アーモンド、クルミ、 ピーナッツなど
緑黄色野菜 ベータカロチンを含む	ホウレンソウ、シュンギク、 ニンジンなど
ビタミンE 脂質の酸化を防ぐ	アーモンド、せん茶の茶葉、 植物油、すじこなど
水分 血液のドロドロ化を防ぐ	

※アルコールを摂取する場合は適量厳守。ビール1本、日本酒1合まで

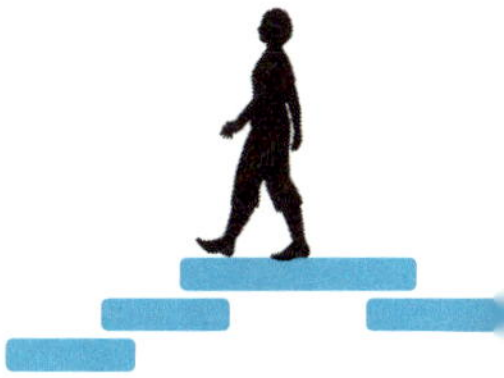

「傷」「むくみ」をいつもより気にする

足にできた傷を放置しない

足の潰瘍や傷、むくみについて、形成外科医で下北沢病院長の菊池《きくち》守《まもる》医師に話を聞きました。

足の傷というのは、案外意識しないで見過ごしていることが多いのではないでしょうか。通常、体に傷ができたとしても1～2週間で治ることがほとんどでしょう。しかし、足に傷ができるといつまで経っても治らない場合があります。あるいは治ったと思っても、すぐ再発してしまうケースもあります。普通は傷があればそこに絆創膏を貼ってこすらないようにするものですが、足に傷ができた場合、その足で歩かなければ生活できないからです。

傷の原因は、何かにぶつけたケガや火傷、靴ずれかもしれません。それ以外にも外反母趾のように足指が変形してしまったり、足の裏のタコがオハジキを足の裏に挟んだように硬くなり、靴や靴底に当たって傷ができる場合もあります。足の血流が不足して傷が治らないこともあります。

傷が治らない、というのは普通のことではありません。長い間傷が治らないと、そこからばい菌が入って感染したり骨や腱が見えてきたり、最悪の場合には切断に至ることもあります。傷が1か月以上治らなかったり赤く腫れてきたりするようであれば、必ず受診するようにしましょう。

タコやウオノメは「病院で削ってもらったのに何度も再発します」という方が非常に多くいます。これは、当たり前のことで、足の裏のタコはペンダコと同じように、歩くなかでタコの部分が強く靴や靴底にこすりつけられることでできていることが多いのです。

つま先や外反母趾のところにタコができるのは、靴の形が合わずつま先や出っ張ったところが当たっている場合があります。逆に「足が痛いから大きい靴を買っている」という人も要注意です。とくに外反母趾がある方などは、大きな（ゆとりのある）靴を選びがちです。しかし、大きめの靴を買って靴ひもを締めなければ、靴のなかで足が滑って遊んでしまい、こすれてタコができる原因にもなります。ずれないように足指で踏ん張ったり、スポッと脱げないようにつま先ですくい上げるようにしたり、そんな靴の履き方をしていると、その部分がこすれて痛いタコのもとになることもあります。

「タコができたから削る」だけでなく、その原因を考えて足を治すという視点も必要です。靴をしっかり選ぶこと、正しく履くことはもちろんですが、足の変形によって歩く間に足の一部に圧やずれがいつも起こってタコができてしまう場合は、特定の部位に圧力が集中しないように、足全体に圧力を分散するような医療用のインソールをつくることも検討します。

足の骨や関節の変形が強くて治らない場合は、外科的な治療が必要なこともあります。どうしても何度もタコができる、痛みがある、という方は受診して相談してみましょう。

姿勢を変えてむくみを予防

足のトラブルで、とても多い悩みのひとつがむくみです。私たちが世田谷区の高齢者に対して行った調査では、50代以上の3人に一人がむくみを訴えていらっしゃいました。

むくみというと、塩分のとりすぎやアルコールをとった翌日などに顔や足がむくむという経験があると思います。食事や水分、塩分、アルコールなど全身の負担でむくむこともありますし、内科の先生に利尿剤を出してもらってそれらのむくみがとれることもあります。しかし、そもそも足はそれ以外の理由でもむくみやすいのです。

心臓というポンプで足に血を送る動脈と、重力に逆らってそれを心臓に戻す静脈がありますが、静脈を心臓に返す動力源はふくらはぎや足の筋肉のポンプしかありません。そのため、筋ポンプの機能が落ちてしまったり、うまく使えなかったりするとむくみが出やすくなってしまいます。これが加齢によって足がむくみやすくなる一つの原因の一つです。

同じ姿勢でずっといたり、座りっぱなしで足をずっと垂らしていたりすると、それだけで足はどんどんむくみます。とくに新幹線や飛行機などに乗って足の筋肉を使わないままでいるとパンパンにむくんでしまうのも同じことです。

むくみをとるには、お風呂でマッサージしたりするのもいいですが、日常的にむくむようなら、ふくらはぎのマッサージやフットポンプなどを使って積極的にむくみを予防しましょう。座りっぱなしのときは、1時間に1回ぐらいつま先の上げ下げなどの運動で筋肉を動かしてやることが大切です。

一番有効なのは、弾性ストッキングというつま先から足にかけて圧力がかかる靴下で足を常に絞り上げておくことです。「ただでさえ靴下のゴムの跡がついてむくむのに、そんな圧力のかかる靴下は嫌だな」と思う方もいるかもしれませんが、医療用の弾性ストッキングは一番先がもっとも圧力が強く、一番上が一番緩くなっています(圧勾配)。そのため正しく履けば、靴下の一番上で締まってしまうことはありません。とくに立ち仕事や座っての作業が長い方は、日常的に着用することをおすすめします。足がすっきりして気持ちがいいです。

その他、夜に足がつる、足に茶色い色がついてきている、という方は下肢静脈瘤《かしじょうみゃくりゅう》を疑います。どちらかの足がむくんで下腿や太ももなどに部分的に重だるかったり皮膚が硬いところがあるような場合は、リンパ浮腫の可能性もあります。膝や足の筋肉や腱の腫れをむくみだと勘違いしていることもあります。

血液検査では問題がなくても、その他の理由が隠れていることも多いのです。片方の足がむくむような方は、足専門の病院を受診してみましょう。

足の病気は、複合的な原因で起きていることが多いものです。日々体重を支え、さらに歩行という動作で一日1万回近く地面に叩きつけられているという、他の体のパーツに比べてもかなりタフな環境に耐えています。

さらに年齢を重ねると、足にもいろいろな変化が起こってきます。爪が変形したり皮膚や脂肪が薄く硬くなってタコなどができてしまう皮膚・皮下組織の変化、動脈硬化による足の冷えや静脈のトラブルによる足のむくみなど足の血管系の変化、そして足の筋力が衰えたり関節が硬くなったりアーチが落ちたりする運動機能の変化。

「去年まで何もなかったのに……」と思っても、実はさまざまな変化が忍び寄っています。「歳をとっても痛くない」足を保つには、足や歩行の状態を定期的にメンテナンスをする必要があります。

弾性ストッキングを履くときのポイント（靴下タイプのもの）

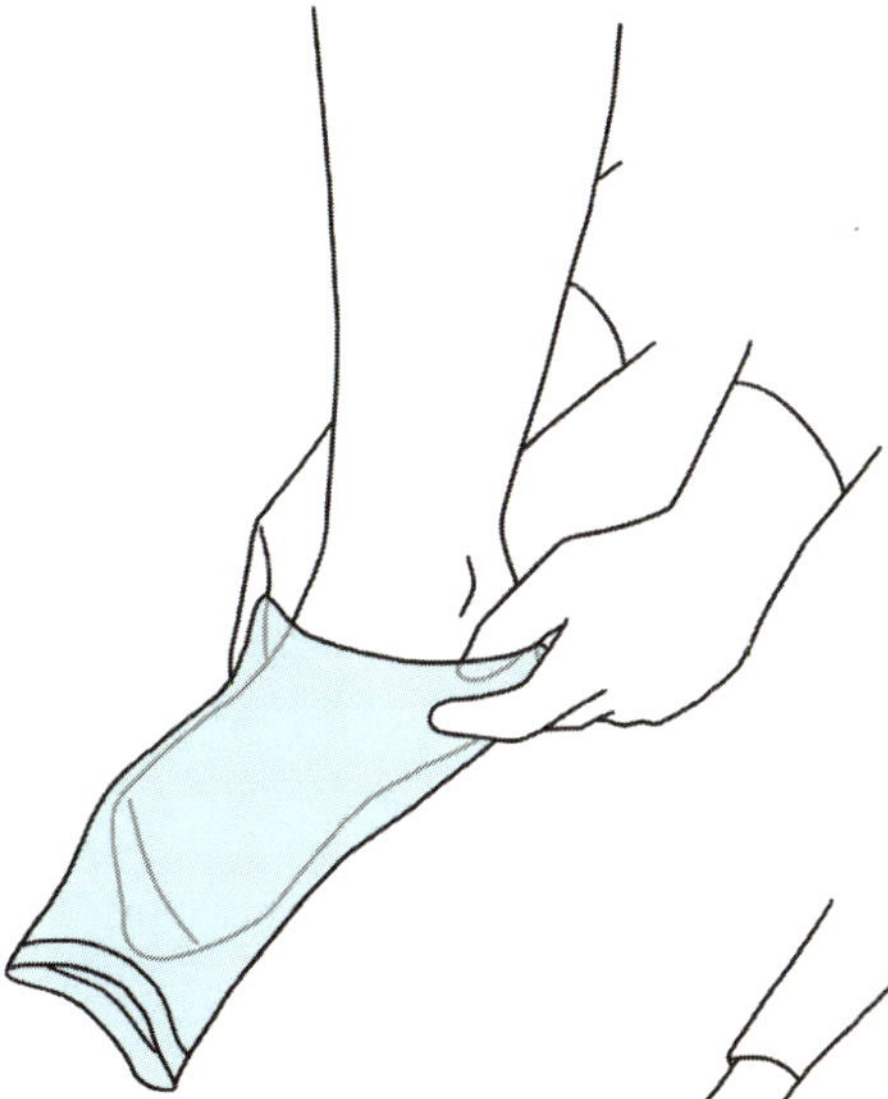

1

片方の手を靴下のかかとに向かって入れ、中からかかとをつかんで、全体を裏返す。かかとを自分のほうに向けて両側に親指をかけて広げ、足を差し込む。靴下の入り口を持ち全体を通す。

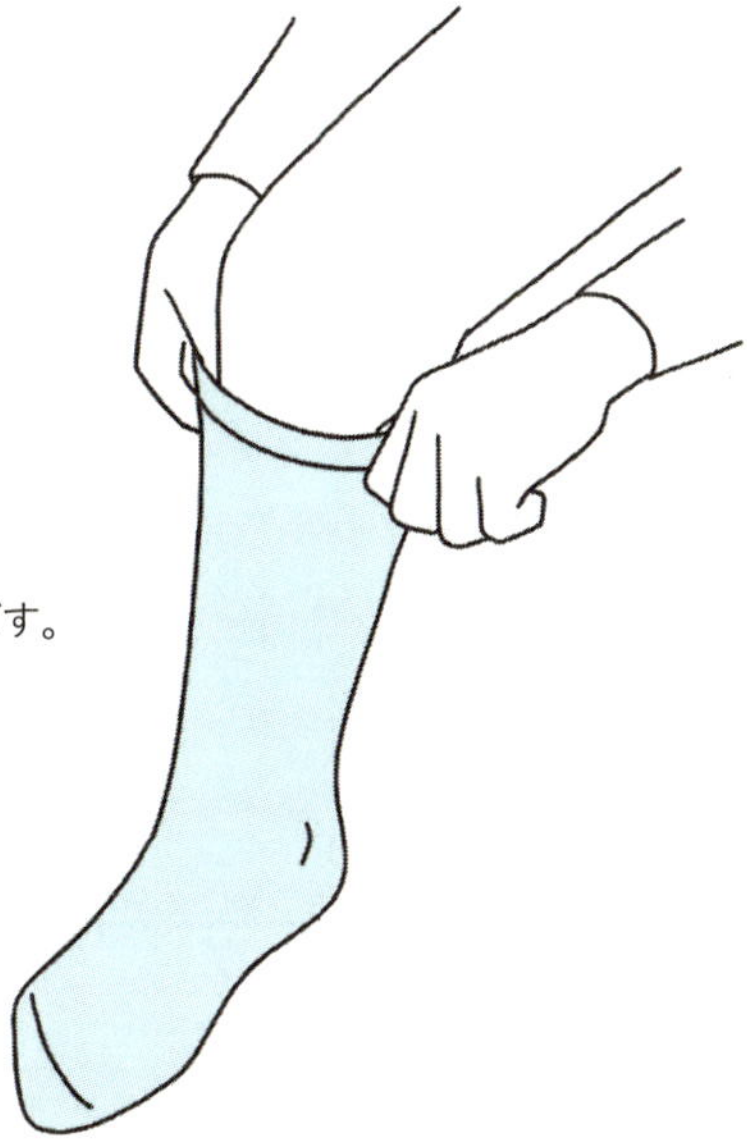

2

膝下 5cmまで伸ばす。

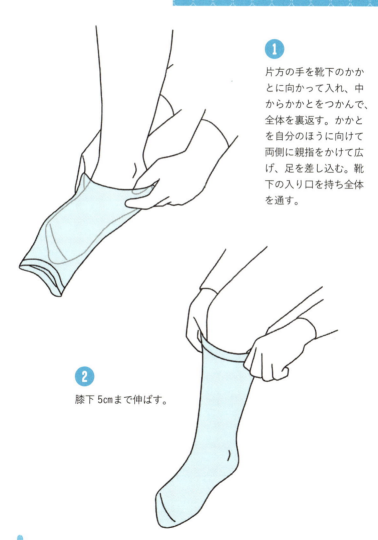

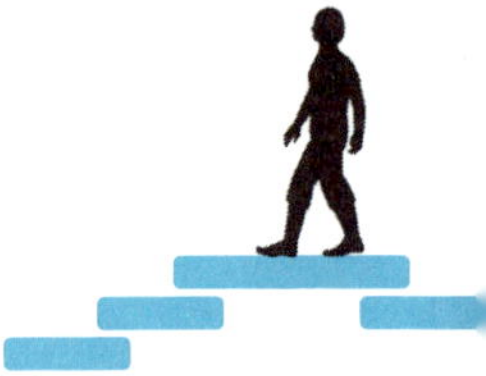

足から見える糖尿病

糖尿病はもはや国民病

私たち日本人にとって、もっとも注意すべき病気の一つが糖尿病です。糖尿病は、血液中の血糖値が高い「高血糖」が慢性的に続く病気です。

私たちの体は、食事からとったブドウ糖が血液中に溶け込んで、全身に運ばれることによってエネルギーへと変わり、生命を維持するという仕組みでできています。血液中のブドウ糖を「血糖」といい、健康な人の場合、基本的に血糖は一定の量に保たれています。食事をして血糖の量が増えると、すい臓がインスリンというホルモンを分泌し、血液中のブドウ糖を細胞に取り込んで利用するという仕組みがあるからです。

しかし、インスリンの働きが悪くなると、血液中のブドウ糖を処理しきれなくなり高血糖の状態が続きます。この状態が糖尿病です。

糖尿病には1型糖尿病と2型糖尿病があります。1型はインスリン依存型ともいわれ、なんらかの原因でインスリン分泌細胞が破壊されることによって起き、インスリンの自己注射が必要です。

一方で、2型はインスリン非依存型といわれ、遺伝的要因のほか、過食や運動不足といった生活習慣が原因で発症します。日本人の糖尿病患者の9割以上が2型糖尿病とされており、通院している人は300万人を超え、その疑いがある人（可能性を否定できない人を含む）は成人の6人に一人、約1870万人にも上っており、さらに増加傾向にあります。

糖尿病のおそろしさは合併症にあり、網膜症《もうまくしょう》・腎症《じんしょう》・神経障害の三大合併症がよく知られていますが、それ以外にもさまざまな合併症があります。

動脈硬化が原因で、狭心症や心筋梗塞などの心臓病、脳梗塞や脳出血などが起こりやすくなったりします。高血糖はまた、免疫機能を低下させたり、感染症にかかりやすくなったりします。風邪やインフルエンザ、肺炎、結核、膀胱炎《ぼうこうえん》、水虫などにも注意が必要です。その他、高血圧や脂質異常症、骨粗鬆症、歯周病などの合併もしばしば見られます。

糖尿病と足の関係

足の壊死も、糖尿病の重大な合併症の一つです。切断が必要となることもしばしばで、足の切断によって寝たきりになることも多く、5年後には約3割程度の生存率というデータもあります。まさに「歩くことは生きること」です。

この下肢切断の最大の基礎疾患である糖尿病と取り組んでいるのが、下北沢病院糖尿病センター長の富田益臣《とみたますおみ》医師です。

ここで足と歩行という観点から、国民病にもなっている糖尿病について富田医師の話を聞いてみたいと思います。

糖尿病の患者さんは、糖尿病神経障害などの影響で、そもそも痛みを感じにくく、靴に隠れた足の問題にはなかなか気がつきません。痛みというもっとも基本的な注意のシグナルが失われているのは、糖尿病と足を考えるうえで非常に大切な点であり、発見や治療を難しくしています。

糖尿病性足病変《とうにょうびょうせいそくびょうへん》の早期発見のためには、1年に1回足の診察が推奨されていますが、現在の日本では適切に行われていません。なぜなら日本には足病医というシステムがなく、糖尿病患者さんの足を定期的に診る仕組みが存在しないからです。本来は、足の診察から、将来、足潰瘍や切断のリスクを有する人を見つけ、綿密な個別指導を行う必要があるといわれています。

足の変化を見逃さないポイント①

まず「足を切断した人、あるいは治りにくい傷ができたことがある」場合は、足の皮膚潰瘍の再発の危険がもっとも高いといわれています。足の指を1本でも切断すると、残された足の指も変形します。切断や潰瘍によって足が変形すると、足の裏の接地面積が減少し、足の裏にかかる圧が増えて新たな傷の原因となります。1〜2か月ごとに足の診察が推奨されています。

次に、「糖尿病神経障害がある」というのは、痛みを感じなくなっている状態です。進行すると、ただ痛みを感じないだけではなく、足の筋肉のバランスが崩れてハンマートゥなどの足の指の変形をきたします。

また、神経障害により皮膚が乾燥しやすくなります。乾燥による皮膚の亀裂は感染の侵入口となるので注意が必要です。知覚神経障害は、足の感覚低下を引き起こします。感覚が低下することで、ケガや火傷をしても気がつくのが遅れてしまいます。糖尿病による神経障害がある方は、3～6か月ごとの足の診察が推奨されています。

以前、糖尿病で痛みの感覚が低下している患者さんが、大火傷を負って来院したことがありました。ホットプレートでお好み焼きを焼きながらお酒を飲み、そのまま横になり寝入ったのが原因です。さらには寝返りをうって足をホットプレートにのせたままにして、起きたら大火傷だったのです。

3つ目は、末梢動脈疾患《まっしょうどうみゃくしっかん》のある場合です。末梢動脈疾患は糖尿病による足潰瘍の原因の3割を占め、しばしば再発の原因となります。そのため早期発見することが非常に重要です。足が冷たい、足の色が悪い、長く歩いていると足が痛くなる方は、末梢動脈疾患ではないか確認が必要です。足の動脈が触知できるか担当医に相談しましょう。

なお、喫煙は、末梢動脈疾患のリスクだけではなく、糖尿病神経障害の増悪因子ともいわれています。また吸わない人と比べて、少なくとも10年寿命を短くするという報告もありますので、禁煙を強くおすすめします。

4つ目は足指の変形がある場合。糖尿病の患者さんには大きく足の形が変形してしまう（シャルコー足）方も多くいます。これは足の痛みを感じない状態で、微小な骨折や関節炎を繰り返すことによって起きます。足指の変形がある方が、幅の狭い靴や足に合わない靴を履いていると傷をつくりやすくなります。また糖尿病の方は、足の関節が硬いという報告もあります。

足に合わない靴という点で、気をつけたい靴に安全靴と長靴があります。安全靴は、工事現場など足への危険を伴う場所で使用される靴ですが、足先への落下や釘などから足を守るために中底が鋼板でできているので、靴底が適切な位置（足指の付け根あたり）で曲がりません。そのため足指の変形の原因となります。長靴は暑く蒸れやすく、水虫の原因になります。また、足への負担も大きくなります。

これらの靴を履いて仕事をしている方は、普段は足に合った靴を履き、足を清潔に保つことが大切です。

5つ目は、視力障害（矯正視力0・5以下）です。糖尿病網膜症などが原因で視力が低下すると、足の潰瘍に気がつくことが難しいばかりでなく、そもそも足に傷ができてもそれを自分の眼で確認することが困難になります。

視力が0・5未満の方は、0・5以上の方と比べて糖尿病足潰瘍のリスクが1・9

倍という報告があります。視力障害があると、たとえば障害物を避けることができずに足をケガしてしまったり、爪切りで足の皮膚を切ってしまったり、靴のなかに石などが入ってもわからずにケガをしたりと、足に傷をつくりやすくなるのも特徴です。自分で見えなければ、家族や友人、医療者に確認してもらいましょう。

足の変化を見逃さないポイント②

糖尿病は、血糖値が高い期間が長ければ長いほど神経障害や血流障害などの合併症が進行しやすくなり、足潰瘍にも罹患しやすいという報告もあります。また糖尿病罹病期間が10年以上の方は、10年未満の方と比較して、糖尿病足潰瘍のリスクが3倍という報告もあります。よりよい血糖コントロールをすることが大切になってきます。また、10年以上の糖尿病歴のある方は、とくに合併症に注意が必要です。

糖尿病による腎機能障害がある方や透析を行っている患者さんは動脈硬化が進行している場合が多く、末梢動脈疾患を合併しやすくなります。さらに神経障害も合併していることも多く、足潰瘍や壊疽《えそ》の症状が自覚できず、早期発見が難しくなります。やはり定期的に足を診察してもらうべきです。

肥満も、足のリスクファクターになります。おなかが邪魔をして、足の爪を切るのも、足の裏を確認することも難しくなります。また体の重み自体が足に大きな負荷となります。

歳をとると、体が硬くなり細かい動作が難しくなったり、視力が低下したりします。たとえば自分で爪を切ることが難しくなったり、歩いたときに転びやすくなったりすることで、足に傷をつくりやすくなります。ほかの人の手を借りて、ケアを上手に生活に取り入れる工夫をする必要があります。

糖尿病が引き起こす足病変の発生予防には、足の定期的な診察とともに、フットケアの教育と予防的なフットケアが重要です。患者さん自身や周囲の人が普段から足の状態をよく見て、気がかりなことがあったら内科でも遠慮なく靴下を脱いで診てもらいましょう。靴下の上からでは、足の状態はわかりません。

COLUMN 4

目指せ、伊能忠敬！

江戸時代の測量家、伊能忠敬は日本じゅうを歩き、当時、世界的にも類を見ないほど正確な日本地図をつくり上げた人物です。忠敬が地図をつくっていたのは55歳から71歳まででした。当時の平均寿命は50歳をはるかに下回るだろうという推測が一般的でしたから、そのすごさが際立ちます。

はじめて精度の高い日本地図をつくり上げた人という忠敬の評価に、新しい角度で光を当てたのが井上ひさしです。彼は1976年に忠敬を主人公にした『四千万歩の男』の週刊誌連載を始めました。井上は高齢化社会という現代日本の状況を背景に、充実した第二の人生を生きる男としての忠敬を描いたのです。

忠敬の前半生は、酒造家である伊能家に婿養子として入り、着実な運営で伊能家のビジネスを拡大する、というものでした。その後暦学に興味を持ち50歳で隠居して江戸へ留学、そこから後半生の活躍が始まるのです。さらにいえば、忠敬はもともと頑健な人ではなく、若い頃はむしろ病弱だったとのことです。その忠敬が70歳を超えて巨大な仕事を成し得た背景には、おそらく彼の仕事をするために欠かせない「歩くこと」が、大きくよい影響を与えたのではないか、というのが私の勝手な想像です。しかし、この想像はかなり確度が高いのではないかと思うのです。

それにしても、考えてもみてください。規則正しい日々の歩行運動。新たな測量技術の習得と実践という知的刺激。国家のために精度の高い日本地図をつくり上げるという人生のモチベーション。さまざまな未知の土地を訪ねて得られる刺激等々。今の私には、忠敬の人生は坂本龍馬や高杉晋作に代表される夭折の幕末のヒーローたちよりも遥かに魅力的で、かつうらやましく見えます。忠敬の時代の平均寿命を大目に見積もって50歳として、現在の男性平均寿命81歳との差し引き31歳を、このときの彼の年齢に加えてみると、彼の後半生の活躍は85歳から104歳までです。「四千万歩の男、伊能忠敬」の後半生は、読者に大きな勇気を与えられるのではないでしょうか。

第5章

「歩く」モチベーションと共感力

健康でいるためのモチベーションの保ち方

「わかっちゃいるけどやめられない」

ここまで足病医学の観点から、ベストだと考えるさまざまなアドバイスを書いてきました。しかし、最大のハードルは実践にあります。「100年歩き続けるために体の健康を保つ」。口でいうのは簡単ですが、実践するのはそれほど簡単なことではありません。

今から半世紀以上前、1961年に「わかっちゃいるけどやめられない」と、人の心の真理を歌ったのは植木等の『スーダラ節』でしたが、50年や60年で人間そうは変わりません。「知っていること」と「実際に行動すること」の間には大きな隔たりがあります。

医者が医学的に明白な事実やアドバイスを教科書を読むように伝えても、患者さんの心にはまったく響きません。「健康寿命を保つためには、毎日歩いたほうがいい」。そんなことあらためていわれなくても、誰もがなんとなく理解していることです。わかっていることを実践してもらうには、各々のモチベーションに火をつける必要があります。

思うように火はつけられない

では、モチベーションに火をつけるには、どのようなコミュニケーションが有効でしょうか。

たとえば、次のような言葉をかけたとしたらどうでしょうか。

「生活習慣をあらためないと、将来寝たきりになる可能性が大ですよ。なかには、両足を切断するケースもたくさんあります。そうなってもいいんですか？　歩けなくなることがどういうことかおわかりですか？」

もちろん、そう言われたらスイッチが入って生活習慣を本格的に見直そうとする人もいると思います。けれども、そういう人は少数派ではないでしょうか。大半の人は、一日二日気をつけるだけで、しばらくすると、元どおりの生活に流されてしまうはずです。現に、私のまわりにも、いくら言ってても言うことを聞かない患者さんがたくさんいます。かくいう私にも似たような傾向はあります。私自身、妻からあきれたような口調でこう言われることがあります。

「毎日お酒ばっかり飲んで。ちょっとくらいはセーブできないの？　体を壊すよ」

そう言われても、ついつい今夜もまた……。あまりに何度も言われると、それこそ「一杯飲まなきゃやっていられない」という気持ちにすらなってきます。

もはや四半世紀を超える私の医者稼業ですが、若い頃は医者と患者さんの間には、診るものと診られるもの、というはっきりした境界があるように感じていましたが、歳月が経つにつれて、だんだん自分と患者さんとの境界は消えていきます。今日はたまたま医者側の席に座っているけれど、明日は自分が患者側の席に座っている。そんな可能性をリアルに感じるようになっています。

ここ何年か、私は医者という立場を少し離れ、入院患者さんやそのご家族にインタビューをするようになりました。彼らのエピソードを通じて、治療のモチベーションについてあらためて考えてみたいのです。

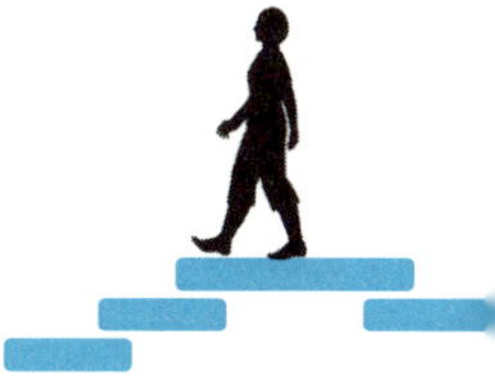

少しのことでは変わらないが、ちょっとしたことでは変わる

足を失っても後悔はしていない

車いすで現れたAさんは60代半ばの男性、痩せて無精ひげが生えています。いつもうっすら微笑んでいるような印象を受ける方です。

Aさんは糖尿病を患い、片足を切断しました。片足を失ってからどのような不自由を経験したのか、片足を失った人生とどう向き合っているのか、そんな真面目な話を聞かせていただこうと思い、インタビューをすることにしました。

まずは若い頃の生活習慣から聞き出そうと、社会人になって就職したあたりのところから話を聞いていくことにしました。ところがAさんはというと、のっけから若いときの女性遍歴の話を生き生きと話し始めます。彼が一番好きだった女性は、人妻だったといいます。夫婦でやっている床屋さんの奥さんとつきあったそうで、そもそもはお客さんとしてその床屋さんに行ったのが事のはじまりでした。相当入れ込んだにもかかわらず、たった数か月つきあっただけで別れて、遠く離れた地方へと移り住んでしまったと、熱心に語ります。

「そんなに好きだったのに、どうして別れてしまったの？」

私が聞くとAさんはこう答えます。

「そりゃ高知のパチンコ屋でいい仕事にありついたからさ」

Aさんは、今度はパチンコの話を延々と続けます。店員側から見たパチンコ必勝法です。それがまた興味深く、私もついつい必勝法の詳細について質問したりして、何の目的で話を聞こうと思ったのかを忘れそうになります。

一通りAさんの人生を振り返ってもらったところで、質問してみました。

「ところで、足がないって不便でしょ？」

「不便ったらないね。人間、足があったほうがいいに決まってる」

「じゃあ、たとえば今からタイムマシンに乗って30年前に戻ることができるとして、そのときの自分になんでもアドバイスしていいって言われたら、Aさんは自分に何て言うだろう？」

この質問をしたとき、私が予想したのは次のような答えが返ってくることです。

「お前、そんな生活送っていると、将来足がなくなっちゃうことになるぞ。ちょっとくらいは気をつけろよ」

そして過去の自分に言い聞かせるのだから、懸命の説得が聞けるかもしれない。そして、それは普遍性のある説得になるかもしれないな、と。足を失ったことの不便を日々感じ後悔しているのであれば、当然そういう発想になるはずです。しかし、Aさんから返ってきたのは予想外の回答です。

「何も言うことなんてないよ」

「えっ⁉　何も言わないの？」

「だって、言ったところでどうせ聞きやしないよ。自分が言うんだから間違いない」

「でも、言うこと聞かせないとまずいんじゃない？　だって将来足を切ることになっちゃうんだよ？」

「好き勝手やった結果、切ることになったんだから後悔してないよ」

おいおい、ちょっとくらいは後悔してくれよと思いましたが、案外、人間というのはそういうものなのかもしれません。もちろん、勘ぐった見方をすれば、Aさんは私を前にあえて強がっているのかもしれません。今さら「足を失ってつらい、悲しい」と言っていてもどうにもならない。だったら開き直ったほうがいいと判断している可能性は考えられます。

一方でAさんは、家に帰ってもたった一人なのが寂しいとも漏らしていました。おそらく足を失って「それも人生だ。仕方ない」と受け止めるAさんも、一人ぼっちは寂しいとしょんぼりした様子のAさんも、本音の姿なのだろう、そんな気がしました。寂しそうでもあり、図太そうでもあるAさんの人間性に触れて、「片足を切断した患者さん」と言っても、人生さまざまであることを今さらながらに痛感しました。

足を失った人生を想像してみる

足を切断した人のなかには、当然ながら過去の生活習慣を後悔している人もたくさんいます。ただ、「足を切断した経験を後悔している」という話を私が聞きたがっているだろうと先回りして、忖度しながら話をする人もいます。

そういった人は、つらいエピソードを次々に語ってくれるのですが、本心からそれを言っているようでもあり、半ば悲劇の主人公を演じているようでもあり、聞けば聞くほどわからなくなったりもします。人間の本心を聞き出すことは一筋縄ではいきません。

私は一概に「足を切断したから不幸」「足を失わなかったから幸福」などと決めつけるつもりはありません。ただ、足を切断した人の人生に直接的、間接的に触れてみる経験や、足を失った自分について想像してみる経験は、決して無駄ではないと考えます。

さて、あなたは足を失うということについて、どのように考えるでしょうか。足を失う、歩行を失うということを自分の問題として十分にリアルにとらえることができてはじめて、モチベーションに火をつけるためのスイッチのありかを探る作業に移れると思うのです。それなしで、教科書に書いてあるような医学の常識を得たところで、先生が生徒に一方通行の授業をすることと変わらないことになります。

魅力のあるストーリーが人生を支える

「生活習慣をあらためないと、将来寝たきりになる可能性が大ですよ。なかには、両足を切断するケースもたくさんあります。そうなってもいいんですか？　歩けなくなることがどういうことかおわかりですか?」

前述した脅し文句ですが、では、脅されるベクトルがちょっと変わったらどうでしょうか。たとえば、私は犬を飼っているのですが、もはや大事な家族の一員です。仮に、その愛犬が死に瀕することがあって、私がお酒を断てば生き返るという状況になったらどうでしょうか。

確実にお酒をピタリとやめることができると断言できます。おそらく愛犬家の多くは、この意見に同意するはずです。

つまり人間はある年齢を過ぎると、「自分のために」というストーリーには反応しなくても、むしろ自分にとって大事な他人のためならば、頑張るモチベーションに火がつくようになるのではないでしょうか。

いずれにせよ、どんな人にも「心に刺さるストーリー」「モチベーションに火をつける物語」があるはずです。それはむしろ脅迫的な話ではなく、ワクワクするような物語かもしれません。

少なくとも、「このままだと寝たきりになりますよ」と言われたときと「2年後、孫と一緒にヨーロッパに旅行する」という目標を持ったときを比較したなら、後者のほうがより自分の足で歩こうとするモチベーションがわくのではないかと思います。

ちょっとくらいでは変わらないというのが人間という生き物ですが、同時にちょっとしたことで生活を変えることができるのもまた人間です。

自分だけでなく、周囲の家族や友人、知人などを巻き込みながら、いかに魅力あるセカンドライフの物語をつくっていけるか。そして、その物語を核にして自らの日々の生活を律していく。それは身の丈も知らずに何の工夫もなく描けた子どもの頃の夢と違って、人生の辛酸をなめた50歳から後のストーリーづくりです。たやすいことではなく、いくつかのコツがあります。

子どもの頃に描いた人生の夢とセカンドライフ以降の物語づくりの最大の違いは、何といっても私たちが物語にリアリティを感じるためのハードルがとてつもなく上がっていることです。たとえば、子どもがよく言う「プロスポーツの選手になりたい」という夢は、私たちには何のリアリティも感じることはできません。年齢と肉体という制約から逃れられないからです。セカンドライフストーリーをつくるコツについては、また章をあらためてお話ししてみたいと思います。

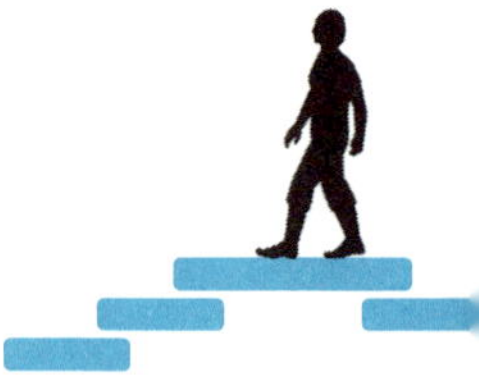

下り階段の受け止め方

「セクハラ騒ぎ」の真相を聞く

次は、人生の下り階段の降り方についてリアルにイメージしていただくために、下北沢病院の患者さんの事例をご紹介したいと思います。

Bさん（男性・85歳）は、元ジャーナリスト。若い頃はバリバリ働き、リタイア後は悠々自適の生活を送っていましたが、脳梗塞となり入院生活を送っていました。

担当する看護師の話によると、Bさんはやや認知症気味でセクハラ癖があるといいます。一度、夜中に看護師の前で服を脱ぎ、裸になってみせようとしたり、看護師の体に触ったりして騒ぎになったことがあったそうです。私は、Bさんと話をする機会を設けてもらうことにしました。

病室を訪ねて「少しお話しできますか」と尋ねたところ、Bさんは真っ先に謝罪の言葉を口にしました。

「申し訳ありません。もうあんな騒ぎは起こしません」

「いえいえ、今日は別に文句を言おうと思って来たわけじゃないんです。昔の仕事のお話を聞かせていただけませんか？」

よくよく話を聞くと、Bさんは知的で、話題も豊富なインテリです。現役時代の思い出もいろいろと聞きましたが、自分の仕事に誇りを持ってまっとうしてきた様子がうかがえました。言葉が出てくるのにちょっと時間がかかったり、固有名詞を思い出せなかったりすることがありますが、これは加齢によって誰でも起こること。認知症と呼べるような症状ではありません。

下りのステップを受け入れる

さらに耳を傾けていると、こんな気持ちを打ち明けてくれました。

「私は、亡くなった妻にだって下の世話をさせたことなんてないのです。それなのに、入院して赤の他人である若いお嬢さんに下の世話をされるのは実に不本意です。だから、自分で服を脱いでなんとかしようと思いました。そこに看護師さんが来たから、『もうあっちに行ってほしい』という意味で、お嬢さんを追い払おうとしたら体に触れてしまったんです」

「なるほど。そういうことだったのですね」

「でも、もうそんなわがままを言うのは通用しないのですよね。今回それがよくわかりました。私はもう川を渡ったんです」

「どういうことですか？」

「自分で何でもしようと思っても、もうできないということです。自分のことは自分でやるのは当たり前だと思っていましたが、それをすることでかえってまわりの人に迷惑をかけてしまうことがよくわかりました。だから、もう納得しておとなしく病院の皆さんにおまかせしたいと思います」

Bさんが渡ったのは「肉体的自律」という川だったのです。

前向きになれるかどうかの分岐点

Bさんのお話を聞きながら、人生の下り階段をどう受け止めて生きていくかという問題がここに表れていると感じました。

自分の力でトイレに行けない——それはたしかに悲しいできごとですが、誰もがいつか必ず通る道でもあります。

その下りのステップを受け入れたうえで、残りの人生を前向きに歩むのか、ずるずると下り階段を転げ落ちてしまうかの大きな分かれ目であるともいえます。

下りのステップを受け入れつつ、なおかつ自尊心を失わないでどう生きるか。これについてもう少し考えてみたいと思います。

「人に頼る」発想は不可欠

「頼らない」よりも「上手に頼る」

「自立した生活を送り続ける、自分の足で歩き続ける」

このように考えて努力する姿勢は、もちろん大切です。しかし、誰もが確実に人生の下り階段を経験する以上、「人に頼って生きる」という発想も不可欠です。

私には、人間が弱ってきたときに誰にも頼れない社会は、果たして望ましい社会といえるのだろうかという疑問があります。「人に頼ってはいけない」という社会をつくることで幸せになる人はいないと思うからです。

何度も繰り返しますが、どんな人でも人生の下り階段を避けて通ることはできません。どんなに強者を自負している人でも、下り階段に入った瞬間から弱者になります。

そのときに、強者しか生きられない社会だったら、「自分にはもう生きる価値がない」と絶望してしまいます。

人間が社会に対して「生産性」を発揮できる期間中は生きている価値があるけれど、それがなくなったら生きる価値がない社会というと、かつて観た『ソイレント・グリーン』という映画を思い出します。生産性のなくなった老人は、安楽死をさせられ、人類の食糧になるという反ユートピアSFです。

そうなると、生産できる時期の人もそんな社会に生きていたいとは思わなくなるはずです。

これは社会という大きな単位だけでなく、家族という小さい単位でも同じです。元気なときもあれば、衰えていく時期もある。それを知ったうえで、お互いに支え合うために家族が一緒に暮らしているわけです。

だから、弱くなったときに自分を否定する必要はありません。人に頼ることを遠慮する必要はない、と思います。

もちろん頼り方にも上手下手はあります。それは自分で試行錯誤したり、他人の経験を通じて学んだりしていけばいいことです。「頼らない」よりも「上手に頼る」ことだと思います。

「たけし、ちゃんと先生にお礼を包んでいるか?」

「自分の人生は自分でなんとかすべき」と主張している人の話をよく聞くと、自分の人生の下り階段をイメージする力が圧倒的に不足している印象を受けます。

彼らの多くは、このように主張します。

「私は自力で健康を保って、最期はピンピンコロリで大往生するつもりだ」

「いたずらに延命を求めてまで生き恥をさらすつもりなんてない」

「最悪の状況を迎えたら、自殺をする覚悟もできている」

まことに勇ましいのですが、私には机上の空論のようにも思えます。

ビートたけしさんのおもしろい小話があります。たけしさんのお母さんは、元気なときに、たけしさんに向かってこんなことを話していたそうです。

「なあ、たけし。私が寝たきりでたくさん管につながれるようになったら、遠慮しなくてもいいからお前が殺してくれ」

ところが、いざお母さんが寝たきりになったら、たけしさんに向かってこう言ったというのです。
「たけし、ちゃんと先生にお礼を包んでいるか？　頼むよ、本当に！」
だから、たけしさんは
「寝たきりになってまで生きていたくないだなんて、嘘に決まっている」
というのです。

30歳が考える死と80歳の考える死は違う

さすが、たけしさんで人間の真理に迫っている小話です。私の経験からいっても、本当に死が近づいてくると少しでも長生きしたいと考えるのが人間の常です。あるいは認知症などを患い、そういった判断すら難しくなる可能性も大いにあります。

元気なときに全部正しい判断ができたら、誰も苦労をしません。元気な人の理屈で全部を判断しようとしても無理があるに決まっています。

普通に考えて、30歳が考える死と80歳が考える死とではリアリティが全然違います。

だから、年齢とともに「他人への頼り方」を身につけつつ、死についての見解を常に更新して修正していくことが大切なのです。

さて、支える家族の側から見ると、どんな風景が見えるのでしょうか。患者さんの家族に話をうかがいつつ介護する側・される側の問題を考えてみました。

短期的に問題を解決しない

母にもっと歩いてほしい

Mさん（43歳・女性）の母は70歳。Mさんが10代のときに夫と離婚し、現在は地方都市に一人で暮らしています。Mさんの悩みは、母が最近引きこもりがちで、活動が少なくなっていること。ほんの数年前までは一人でスーツケースを持って海外旅行をするくらいにアクティブで、毎日の散歩も欠かさなかったのですが、それだけに最近の元気のない様子が気になります。

Mさんとそのお子さん（お母さんにとってはお孫さん）が遊びに来るときは一緒に外出し、長時間歩くこともあるのですが、帰宅するととても疲れた様子を見せるのも心配だといいます。

彼女は私に質問します。

「母はこんな状態ですが、週に何回、何歩ぐらい歩いたほうがよいのでしょうか？」

私は、まずこの問い方から見つめ直す必要があると考えました。おそらくMさんの念頭にあるのは「まず、週に○回、○歩ぐらい歩かないと健康上のリスクがあるということを知る。それを母親に伝えて、健康を損なわないために歩いてもらいたい」という想いです。

要するに、Mさんはお母さんに危機感を持ってもらいたいわけです。

お母さんに健康を維持してほしいという気持ちは、よくわかります。ただ、我々のこれまでの経験からも、危機感から脅迫的に歩かせようとしても長期間継続的に歩いてもらうのは困難です。

こういった問題に対しては、短期的な処方を考えるのではなく、構造的な問題解決を図ることが大切です。そこでカギとなるのが、やはりお母さんを動かすための「物語をつくる力」です。

お母さんのモチベーションを探る

Mさんのお母さんは、娘と孫といるときには積極的に歩いています。つまり、モチベーションがあれば、多少なりとも動ける状態だとわかります。すぐに疲れてしまうというのは、体力的な問題かもしれませんし、娘と孫といるときしかモチベーションが上がらないということかもしれません。

お母さんのモチベーションの低下がどこから来ているのかを探り、モチベーションが上がる方法を見つける必要があります。

ストーリーを一人でつくるのが難しければ、それをサポートしてあげる必要がありま す。具体的には、数年前からどのようにモチベーションが衰えてきたのかを、コミュニケーションをとりながら確認していきます。

できるだけ詰問にならないように、じっくり話をしていくことが肝心です。ときにはお母さん自身も自覚していない問題を探っていくわけですから、すぐに何かがわかるというわけでもないのです。

その際、実の親子だからこそ深くコミュニケーションできるというメリットもあるかもしれませんが、逆に実の親子だからこそ話しにくいということもあるでしょう。

よほど親子が仲良しならともかく、親子関係はそれほど単純ではないこともしばしばです。当然ながら、話し合いも簡単ではありません。

親と長時間話し続けるだけでも大変という人はたくさんいます。さらに親のモチベーションについて探っていくわけですから、相当な気力・体力が求められます。

さまざまな形で寄り添う

そのようなとき、Mさんが一人で抱えすぎないというのも大きなポイントです。こういった作業は、ときに第三者の目が大きな意味を持つことがあります。

たとえば、Mさんのパートナーが Mさんと一緒になって話を聞く方法もあれば、あるいは医療関係者、介護関係者などが介入する方法もあるでしょう。

いずれにしても、結論を出すことにこだわりすぎると、かえってお母さんを追い込むことにもなりかねません。時間をかけてじっくり話を聞き、お母さんの本音に耳を傾ける。もしかすると、それだけでもよい方向に進む可能性はあります。お母さんに寄り添うことを忘れないようにしてほしいと思います。

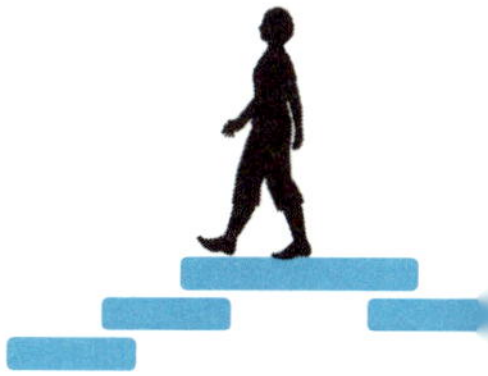

共感と距離感の持ち方

ひとり暮らしの父が心配

患者さんの家族の人生。もう一つの別ケースです。

Sさん（男性）は45歳の会社員。近所のアパートに一人で暮らす77歳のお父さんについて悩みを抱えています。お父さんは、若い頃からお酒が大好きで、一時はアルコール依存症に近い状態だったそうです。現在は糖尿病を患っています。数年前に転倒して大腿骨を骨折し、入院リハビリを経験してからというもの、すっかり運動力が落ちてしまいました。

下北沢病院を受診してから、インソールやオーダーメイドの靴をつくったりしたことで、少しずつ歩くことができるようになったのは明るい材料です。お父さんはクリスチャンで、以前から行きたいと思っていた教会にも行くことができたと喜んでいるそうです。

Sさんは、私に次のような質問をしました。

「父の転倒防止のために、内履き、外履きをつくること以外にできることはありますか？」

これに関しては、一般論として室内にブラインドスポットが極力できないよう照明を工夫するとか、床の材質を転倒しにくいものにするといった方策が考えられます。

二つ目の質問は「本人に継続的に運動するやる気を持たせるには、どういう働きかけをすればよいですか？」。

この質問については、前の例で登場したMさんと同じように、お父さんのモチベーションの源を探っていく作業が必要だと思われました。

Sさんの場合も、やはりコミュニケーションのとり方がカギを握っています。お話を聞く限り、どうやらSさんもSさんのごきょうだいも、長年の経験からお父さんの性格はよく理解していて、生活習慣をきちんと改めることについては半ばあきらめているような節がありました。とはいえ、親に長生きしてほしい思いはありますし、介護の問題などを考慮すると、できるだけ元気でいてもらわないと困るという現実的な事情もあります。

もし「毎日歩いてくれないと、私たちが困るんだから、なんとか動いてほしい」というアプローチで働きかけたとしたら、なかなかうまくいかないでしょう。

あるいは、アルコールにおぼれていたという過去のお父さんとの関係でSさんに心理的トラウマがあり、お父さんと向き合うのが困難なのかもしれません。そうであれば、やはり第三者の介入が必要になると思います。そこで無理をして独力で関係性の変化に踏み込もうとすると、Sさん自身が介護どころではない、さらなるトラウマを負ってしまうことになりかねません。お父さんに寄り添い共感する気持ちと同時に、適切な距離感を保つこと。その両方が必要なケースだと思います。

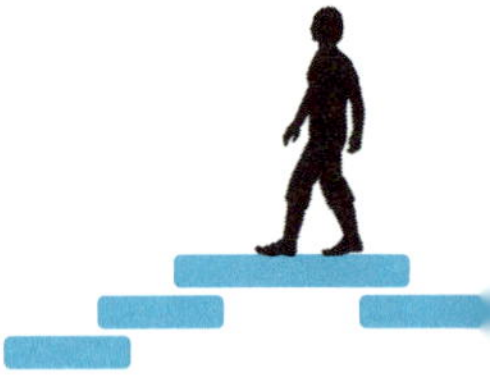

介護に取り組むときのスタンス

気持ちはフラットにしたいもの

今、団塊世代が70代になり、相次いで後期高齢者になっていくことを考えると、多くの団塊ジュニア世代にとっては、本格的な介護に直面する時期が迫っています。

では、どのようなスタンスで介護に取り組めばよいのか。

この本では共感力を持つことの大切さをお伝えしたいのですが、私自身、人の模範となるような行動を常にとっているわけではありません。すでに両親ともに亡くしたのですが、今になって悔やんだり、「もう少しこうしておけば」と思ったりすることも多々あります。

母が認知症になったとき、もう少し早く気づくことができたら、結果が違うものになっていたのでは……と思うことはあります。また、単純に「もうちょっと優しくしてあげられた場面がいろいろあったのではないか」と考えることもあります。
「あのとき声を荒げてしまったけど、そこまでする必要があったのかな。もっと穏やかにできたかもしれないな」。喉に刺さった小骨のように、そんな苦いシーンを、後悔の念とともにときどき思い出します。

仮にもう一度介護をやり直したところで、後悔から逃れることは不可能でしょうし、私も完璧な介護をする自信はありません。ただ、経験していえるのは、「とにかく感情的にならないほうがいい」というひと言に尽きます。そして、そのような心理的な追い込まれ方をする場面を極力つくらないように、あらゆる努力をするべきだということです。

介護のプロフェッショナルだったAさん

介護においては、医療者の介入が思っている以上に大きな意味を持ちます。要するに、能力の高いプロの助けを得られるかどうかで、介護の質が一変してしまうのです。

私自身の経験をお話ししましょう。

私の母についてくれたケアマネジャーのAさんは、何を言っても「のれんに腕押し」という雰囲気のある方でした。当時50代半ばのAさんは、比較的表情の変化に乏しく、あまり感情を見せずに淡々と仕事をし、何か異変が生じても「大丈夫です。なんとかなりますよ」というようなことを繰り返します。

その様子は、私たち夫婦から見ていかにも危機感がないように見受けられ、こと緊急なトラブルのときには、なんだか物足りないものでした。正直に言うと、私たちはAさんがいないところで、Aさんの介護に対する不熱心さについて夫婦で不満を言い合うこともありました。

ですから担当者のAさんが家庭の事情で仕事を離れることになり、担当が彼女から他の人に代わるというニュースを聞いて、私たち夫婦はホッとしました。

次の担当者は、中年の男性でした。私たちとの最初の面談での受け答えも、家族の想いに配慮した実にしっかりしたものでした。

しかしながら担当が彼に代わって、母の介護に関するいろいろな仕事のクオリティが一気に下がってしまうことになったのです。とりわけ緊急の用件があった場合に、午後5時を過ぎると携帯の電源を切ってしまう彼と一切の連絡がとれなくなってしまうのには、不満を越えて弱り果ててしまいました。

というのも、認知症の影響もあり昼夜のバランスが逆転した母は、夜になると起きてしまうことが常であり、多くの介護上の突発的問題が起きてくるのは午後5時以降だったからです。

そのときになってようやく、私たち夫婦は最初に担当してくれたAさんのプロフェッショナルな仕事ぶりに気づかされることになりました。

上手にプロの力を借りる

思い返せば、Aさんはかなり夜遅い時間であっても電話をかけるといつでも出てくれて、常に何らかの対応策を打ち出してくれました。

おそらくAさんは長年の介護キャリアを通じて、家族と一緒になっていちいち喜んだり悲しんだりしても結局は続かないということを体験的に学んでいたのでしょう。そのうえで、本質的な介護に取り組むというスタンスを確立したのだと思います。

同時にAさんの仕事ぶりに不満ばかりを言っていた私たちが、いかに彼女を頼りにしていたのかも思い知りました。私たちの目の前では、むしろ淡々と決められた仕事をこなしているだけに見えたAさんは、見えないところできっちりとプロとしての仕事をして、私たち家族にアクシデントが見える手前でトラブルの処理をしてくれていたのです。

後になって、私たちはAさん本人に謝罪とお礼をしました。「今さらこんなことを言うのも恥ずかしいですけど、Aさんは本当によくやってくれていた。素晴らしいケアマネジャーだったんですね。今になってよくわかりました。本当に失礼しました。ごめんなさい」

はじめて介護に関わる人にとって、介護のプロの評価基準などわかりようのない話ですが、このような話もあることを知っておいていただけたらと思います。そして、ぜひ上手にプロの力を頼ってほしいのです。

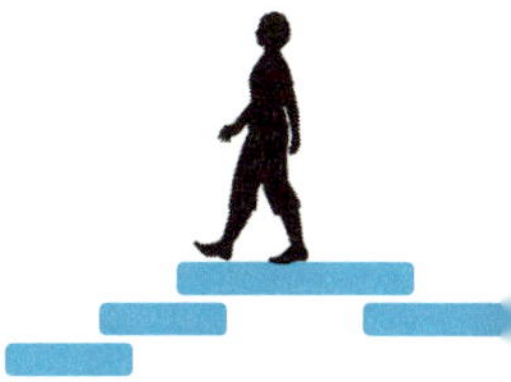

まわりでサポートする人が「共感力」を持つ

自分がその立場だったら

親の介護を抱える人にとって重要なのは、「介護される側に対する想像力」を働かせることだと思います。想像力を言い換えれば、「共感する力」ということになります。「介護する側」「介護される側」と明確に分けて考えるのではなく、「自分がその立場だったらどう思うか」を想像したり、共感したりしながら介護に関わるのです。そこで経験した想像力と共感力は、必ず自分自身のセカンドライフストーリーをつくる際にも役立つはずです。

高齢になれば、誰でも体力が衰えて目が見えにくくなり、耳も聞こえにくくなるなど、体の自由がきかなくなります。それが実際に自分の身に起きたらどんな感覚なのだろうかと、ちょっと考えてみます。

認知症になったら、そもそも自分がどこにいるのかよくわからなくなりますし、まわりの人の顔も覚えていられなくなります。そうなると、実の子どもであっても、「知らない人」になるので、恐怖感を持つようになっても不思議ではありません。あるいは、自分の考えていることを頭の中で整理したり、上手に表現したりする能力が衰えてきて、支離滅裂な言葉を口にすることもあります。

それを第三者の立場から見ると「頭のおかしい人がわけのわからないことを話している」になるのでしょうが、共感する力があれば「不安な気持ちを伝えようとしているけれど、上手に言葉にできないのかな」と想像できます。

認知する力が弱っているからこそ不安を覚える

認知症は認知力が低下している状態ではありますが、不安や苦痛、恐怖という感情まで欠落するわけではありません。むしろ認知する力が弱っているからこそ、不安や恐怖を覚えるわけです。

幼児が採血されるときをイメージしてください。子どもは、何をされるかわからず恐怖を感じます。注射の針で刺されたら、痛みでもっと泣き叫ぶでしょう。でも、大人は「20秒も我慢すれば終わるから大丈夫」などとやり過ごします。

認知症の人は、このときの幼児のような心理状況だと考えるとわかりやすいと思います。泣いたり叫んだりしているときには、何かしら不安の原因があります。それを完全に理解するのは難しいでしょうが、「ただ意味もなく叫んでいる」と考えるのとでは対応が大きく違ってくるはずです。医療者や介護者の力を借りながら、不安の原因を見つけて解消していく姿勢が求められます。

誰もが看取りを体験する時代

もちろん、介護は家族だけで解決できる問題ではありません。家族が精神的に追い込まれてしまったら、想像力や共感力を働かせる余地もなくなってしまいます。

たとえば、3日間も寝ずに介護をし続けたら自分の健康すら危ぶまれて他人のケアどころではなくなります。家族がそこまで追い込まれないように、社会が適切にサポートすべきですし、政治が主導してそのためのシステムをつくる必要もあります。

今は、まだ在宅で亡くなる人よりも、病院で亡くなる人のほうが圧倒的に多い状況にあります。とくに死が近くなってきたときに、排泄の問題や痰《たん》が詰まったときの対処など、家族だけでサポートするのは難しく、在宅医療の体制も十分ではないため、どうしても病院に頼らざるを得ないのが現状です。

国際的に見て日本は病院での死亡率が高く、少々古いデータですが、２０００年時点で81％。オランダ35・３％、フランス58・１％などと比較して圧倒的に高いことがわかります。しかし、これから後期高齢者の絶対数が増えれば、必然的に死者の数も増え続けることが予測されます。厚生労働省の試算によると、日本では２０４０年に死亡数のピークを迎え、２０１５年と比較すると36万人増えると推計されています。

当然ながら、施設やベッド数が足りなくなり、物理的に在宅での看取りの数が増えざるを得ない状況に直面することでしょう。いよいよ真剣に家族が自宅での看取りを考え、社会がどうサポートするかを考える時期に来ています。

そもそも「病院ではなく自宅で最期を迎えたい」と考えている人はたくさんいるわけです。社会全体で自宅での看取りをサポートする体制をつくることで、自宅で看取るしかない時代のほうが幸せだといえるようになるかもしれません。

親が生きてきた時代を想像してみる

ストーリーは時代と深く関係する

介護に取り組むときには、親世代が生きてきた時代背景について知ることにも大きな意味があります。人間がつくり出す人生のストーリーは、個人的なものではありますが、時代と深く関係しています。親が生きていた時代背景を知っておけば、親に受け入れてもらいやすいストーリーをつくる手助けをすることができます。

たとえば、団塊世代の人たちの多くは、毎日遅くまで残業しながら働き盛りのときを過ごしていたと思います。その子ども世代の人たちにしてみれば、「お父さんは仕事一筋で家庭は二の次の人」「休日は疲れて寝ているばかりの人」という記憶が残っているかもしれません。

今は、国をあげて働き方改革に取り組んでいる時代です。「残業をせずに家族との時間を大切にしたり、自己研鑽をしたりしている人は進んでいる人」という風潮も定着しつつあります。そうした感覚から見ると、ひと昔前の働き方との価値観のギャップを感じてしまうのも当然です。

一方は右肩上がりの経済のなか、終身雇用が前提で、定年退職後は退職金で70年ほどの人生は計算できるという団塊の世代。一方で会社の寿命そのものが10年から30年で、自分たちの労働年数が50年とされる現役世代とでは、会社や仕事に対する帰属意識が違うのも当然すぎるくらい当然です。

当時は、長時間働くことこそが善であり、時代の思考の枠組みの中で、皆、要請に応えて一生懸命働いていたのです。まずは少しでもそれを理解して認めるところからスタートしましょう。

共感するためには努力が必要

親自身のストーリーを聞くときには、彼らが生きてきた時代の中に自分をおいてみる想像力が必要です。そうでなければ、自分の価値観でつくった一方的なストーリーを押しつけることになってしまいます。

「あのときお母さんはこうだった」などと過去を断罪しても、よいことなどありません。やはり大切なのは共感力です。人は、何の努力もせずに共感できる生き物ではありません。共感することは、ただ優しくすることとは異なります。共感するためには身につけるべき知識があるのです。

COLUMN 5 AIと物語

『AI VS.教科書が読めない子どもたち』（東洋経済新報社）を著した数学者の新井紀子さんは、「東ロボくんプロジェクト」で有名な方です。これはAIに東大の入試問題を解かせて、東大に合格させることができるか、というチャレンジです。

将棋の名人がコンピュータに完敗する時代です。私のような素人は、そんなことはたやすいことだと考えていたのですが、どうもそんなことはないようです。

新井さん自身も、最初からAIが東大の入試合格レベルに届くのはまず無理だと承知しつつ、むしろ現状のAIの限界をわかりやすく示すために「東ロボくんプロジェクト」をはじめたそうです。

新井さんによると、少なくとも現状ではAIは「意味」を理解することはできず、確率と統計に基づいて表現をしているといいます。その限界こそがAIの東大合格を阻んでいるようです（一方で、中堅クラスの私大には入学できるのだそうです）。

新井さんは、AIは意味を理解できないが、確立と統計を使った演算で、相当のところまで人間の仕事を肩代わりしてしまう。想像以上に多くの仕事が失われ、産業構造まで変えるだろうと警鐘を鳴らしています。

その議論の可否は私の判断の及ぶところではないのですが、少なくとも意味を理解できないAIには、「個々人にとって魅力的な人生の核となる物語」をつくり出すのはきわめて困難だと想像されます。

そこはまだ、患者さん本人、その家族や知人、そして医療者といった「人間の領分」なのでしょう。

第6章

老人力——セカンドライフストーリーをつくる

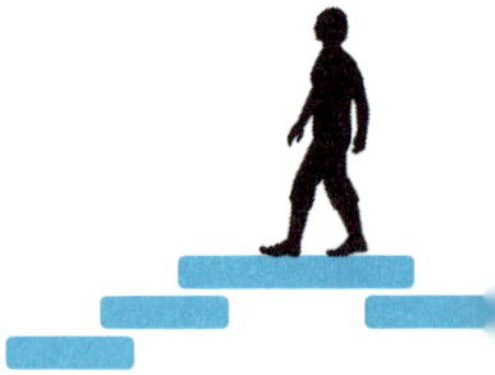

超高齢社会に突入する日本

現役世代の負担は増えるばかり

本章では、いよいよ人生後半を支えるセカンドライフストーリーのつくり方について考えます。

行動を変える核となるような強固なセカンドライフの物語をつくり上げるためには、まず私たちの生きている現実をしっかり把握する必要があります。まずは日本の状況を見てみましょう。

「2016（平成28）年版厚生労働白書」（厚生労働省）によると、日本の人口は2008年に1億2808万人のピークに達して以降、毎年減少を続けています。

国立社会保障・人口問題研究所の「日本の将来推計人口（2012〈平成24〉年1月推計）」の出生中位・死亡中位推計によると、今後も人口は減少を続け、2048

年には9913万人と、ついに1億人を割り込むことが見込まれています。

さらに、2060年には8624万人、2100年には4959万人にまで減少すると推計されています。これは、明治時代後半から100年かけて増え続けた人口が、次の100年かけて戻るようなイメージです。問題は、ただ人口が減るというだけでなく、人口構成が大きく変化することにもあります。若者の数が減って高齢者が増えているのです。

日本の生産年齢人口(15歳~64歳)は、1992年の69・8%をピークに減少を続けています。今後も2060年まで一貫して減少すると推計されています。その一方で、1950年に5%未満だった高齢化率(65歳以上の人口割合)は、1985年に10・3%、2005年には20・2%へと上昇し、2015年には26・7%までに達しました。

高齢化の進行段階を表す言葉に、「高齢化社会」「高齢社会」「超高齢社会」というものがあります。全人口に対する65歳以上の人口割合が7%を超えると「高齢化社会」、14%を超えると「高齢社会」、21%を超えると「超高齢社会」と呼ばれます。

つまり、日本はすでに超高齢社会に突入しているわけです。高齢者は今後も増え続け、２０６０年には約２・５人に一人が65歳以上の高齢者となる予定です。

65歳以上の高齢世代人口と20歳～64歳の現役世代人口の比率を見ると、１９５０年には65歳以上の高齢者一人を10人の現役世代で支えていたのが、２０１５年には65歳以上の高齢者一人を現役世代２・１人で支える状況になっています。

それだけでも、現役世代の負担が大きいことが実感できますが、今後も支え手となる現役世代の比率は減少を続け、２０５０年になると65歳以上の高齢者を１・２人で支える状況が予測されています。

仮に、現役世代の人口を69歳まで引き延ばしたとしても、20歳～69歳を現役世代人口、70歳以上を高齢世代人口として計算してみても、２０６０年に一人の高齢者を１・６人で支えなければならない状況が試算されているのです。

ところで、高齢化率が７％を超えてから倍の14％に達するまでの時間を見ると、フランスが１１５年、イギリスが46年、ドイツが40年かかっているのに対して、日本は24年しかかかっていません。世界的に見ても例を見ないスピードで高齢化が加速しているのがよくわかります。

進まない対策

日本の高齢化が加速しているのは、少子化傾向に歯止めがかからないからでもあります。日本の出生率は1・44（2016年）。フランスやスウェーデンでは、出生率が1・5〜1・6台にまで低下した時期もありましたが、その後、子育てと仕事の両立を支援する政策が功を奏し、フランス1・92、スウェーデン1・85（いずれも2016年）まで回復しています。

フランスやアメリカなどは移民を受け入れることで、若い世代の労働力を確保していますが、日本は移民の受け入れに消極的な姿勢を続けています（出入国管理法は成立しましたが、基本は消極的といってよいと思います）。その是非はさておき、現実問題として前期高齢者（65歳〜74歳）の労働参加が求められてくるでしょうし、後期高齢者（75歳以上）が、できるだけ元気に過ごせる状況をつくる必要もあります。

しかし、現実を見据えた冷静な議論が行われているようには見えません。皆、肌感覚では「このままでは医療体制がパンクしてしまう」と感じてはいるものの、対策が進んでいないのが現状です。

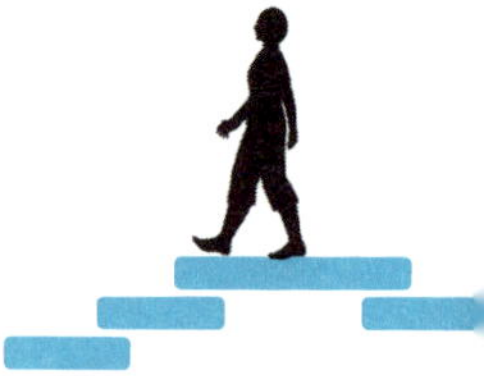

人生100年時代は「生涯現役」

仕事を続けるという選択

人生100年時代を生きるという観点から考えると、職業人として「生涯現役」という発想が重要ではないかと思います。前述した『ライフ・シフト』の著者にして人生100年時代という言葉の生みの親ともいえるリンダ・グラットンも含めた多くの人が、「定年」「定年後」という概念が無効化していく未来を予想しています。

もちろん、仕事をする以外にも、ボランティアや趣味のサークルを通じて地域のコミュニティに参加する生き方もあります。ボランティアや趣味に生きがいを見いだせる人は、積極的に行えばよいでしょう。

ただし、多くの日本人にとってはボランティアに動き続けるモチベーションを見つけにくいのではないかとの懸念もあります。たとえば欧米の場合は、ボランティアの文化が定着しており、そこに参加することが大学入学や就職時の評価にもつながっています。要するに、子どもの頃からボランティア精神を鍛え続けているわけです。

日本でも数々の災害を経験するなかでボランティアの文化は根付いてきましたが、高齢者になってからいきなり関わるのはハードルが高いといえます。私自身、自分が20年後にボランティア活動に汗を流している姿よりも、仕事を続けている姿のほうがリアルに想像できます。

私は、ボランティアに代表されるアメリカやヨーロッパ型のリタイアライフというのは、日本人の性格になじまないような気がしています。趣味やボランティアの場合、ちょっと退屈なことがあったり、人間関係でいざこざが生じたりしたとき「もうやめてしまえばいい」という結論をすぐに出すことができます。要するに、やめるときのハードルが低いのです。

一方で、なんといっても仕事には「多少気分が乗らなくてもやらなければいけない」という一種の強制力があります。難しい問題を抱えたとしても、人と会うのが億《おっ》劫《くう》だったとしても「お金をいただいているのだし、多少は仕方ないな」という自制心も働きます。日本人は仕事に直面すると、「お金をいただいているのだから頑張ってみよう」というストーリーをつくりやすいのです。

北野唯我《きたのゆいが》氏の書いた『転職の思考法』（ダイヤモンド社）があります。人生における仕事の意味を考えさせるさまざまな示唆に富んだ一冊なのですが、このなかに仕事のもたらす「緊張と緩和のバランス」についての記載があります。

「そうだ、人間というのは不思議な生き物で、若くして成功し、晩年に誰もが羨む豪奢な暮らしを送ったとしても、必ずしも幸せになれるわけではない。なぜなら人には自分に合った『緊張と緩和のバランス』が常に存在するため、緩和だけが多くなった晩年の暮らしがしあわせだとはかぎらないからだ」

そのうえで、自分なりに「良い緊張」と「悪い緊張」を分けて数えることをすすめます。たとえば上司からの成績を上げろという社内向けのプレッシャーは「悪い緊張」。一方で、競合とのコンペやクライアントへのプレゼンなどの社外に目が向いたプレッシャーは終了後に自分の成長を実感できる「良い緊張」とします。そのうえで半年以内に「悪い緊張」が10以上あるなら職場を変えるべきであり、良い緊張が３つ未満であれば、より難しい業務に挑戦すべしと述べています。

このような緊張と緩和をつくり出せるのが「仕事」の特徴であり、これは人生

100年時代を迎えて、職業人としてのライフサイクルを見直す必要がある、これからの高齢者にとっても同様であるはずです。

働き方はさまざま

「生涯現役」といっても、若いときと同じように働く必要はありません。最近は、テクノロジーも進化しており、在宅勤務や時短勤務など、多様な働き方が許容される社会になってきています。

混沌とした社会情勢の中で、会社の平均寿命よりも人間の平均寿命のほうが長くなっていますから、一つの企業にしがみつくのではなく、さまざまな仕事に携わる時代でもあります。これから生産年齢人口が減少していくと考えると、経営者としては短時間でも優秀なシニア層を雇用したいと考えるはずです。

無理のない働き方を選びながら極力長く働き続けることで、さまざまなメリットが得られます。まずは社会に必要とされる実感です。仮に在宅勤務で職場の人と直接顔を合わさないとしても、メールやテレビ会議でコミュニケーションをとるだけでも、気持ちに張り合いが生まれてくるものです。現役時代に培ったスキルや知識も、ある程度は活かせるはずです。そしてもちろん、経済的なメリットもあります。トータルで考えれば、働き続けることはプラスになります。

元気で歩行が維持できる間は、極力働き続けたほうが心身ともに錆びつかない生き方ができるのではないでしょうか。

「75歳」のターニングポイント

人生100年時代の新年齢区分

新時代の年齢区分を考えるために、まずは介護の大原則を理解しましょう。

介護には2種類存在します。疾病予防と介護予防です。まず健康な人が病気にならないように予防することが、疾病予防（一次予防）です。そして病気になってから介護が必要にならないように予防するのが介護予防（二次予防、三次予防）です。

個人差はありますが、現時点で大きく疾病予防から介護予防にシフトすべき年齢だと考えられているのが75歳です。いわゆる後期高齢者の年齢ですね。

しかし人生100年時代を迎えて、この分岐点年齢そのものが変わっていくだろうと考えられます。たとえば日本老年学会では、次のように提言しています。


65歳〜74歳……准高齢者 准高齢期（pre-old）

75歳～89歳……高齢者 高齢期（old）
90歳～……超高齢者超高齢期（oldest-old, super-old）

ネーミングの稚拙さはさておき、老人の年齢に対する感覚を10歳～15歳後ろにずらす必要があるというのは一般の感覚と乖離がないように思えます。

一方で、この疾病予防から介護予防への分岐点を年齢で決めるのが適切かという問題もあります。前述したように、年齢で一般化しようとするとあまりに個々のバラつきが大きくなるのではないかと感じています。私としては、むしろ歩行の維持、たとえば秒速1メートル歩行が維持できているか否かで分けるほうが現実に即しているのではないかと思っています。

いずれにせよ社会としては、限られた医療資源を有効に使うためにも、分岐点（現状は75歳）以下に対しては病気になることそのものの予防に力を入れる方向で、分岐点以上に対しては予防システムの力点を介護予防に移していく必要があります。簡単にいうと、分岐点年齢を過ぎた人に病気を発見するための精密検査を繰り返し行うことにお金を費やすよりも、分岐点年齢以上ではすでに病気を抱えている人の介護予防にリソースを配分するほうが現実的ということです。

健康になるためのストーリーをつくる

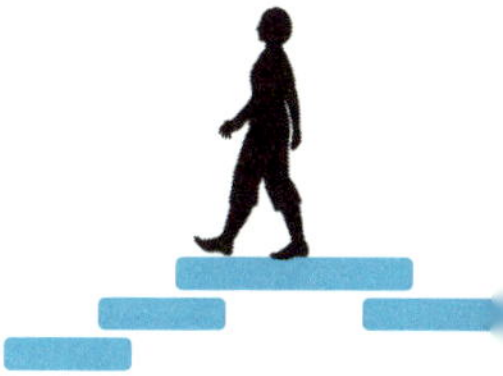

ストーリーは与えられるものではない

さて、後半生のストーリーづくりが人生100年時代を生きていくうえでのカギになるとお伝えしました。

まず、現在40代〜50代の方は、自分で人生のストーリーをどうつくっていくかを考え直していただきたいと思います。

とくにこの世代の方は「いい大学に入っていい会社に入れば幸せになれる」「正しい答えを見つけてクリアする」のようなサクセスストーリーに重きを置きながら生きてきた方が多いかもしれません。

しかし、そういったストーリーにしか魅力を感じないのだとしたら、そのマインドセットを変えていく必要があります。

「お医者さんから1日1万歩歩けといわれたから、1万歩をクリアする」ではなくて、自分自身で歩くことに魅力を感じられるようなストーリーを見つけ出していただきたいのです。

何を魅力に感じるかというのは、自分自身がこれまでに経験してきたことや、読書などで得た知識を通じて、ある程度考えることができます。

少し俯瞰的に見て、「こっちのほうが幸せかな」と考えたり、「このぐらいであきらめたほうがいいかな」などと割り切ったりするようなイメージです。

大事なことは、自分自身がそのストーリーに魅力を感じ、腹落ちしていることです。さらに、その物語の実現のためにできそうなことがあれば実際にやってみるというスタンスが大事です。

家族と一緒にストーリーをつくっていく

前章で、社会レベルでそして個人のレベルで、老いるとどのようなことが起きるのかを見てきました。肝心なのはその予測される未来の自分の条件の中で、それぞれがどのように、自分にとって説得力のあるセカンドライフストーリーや目標をつくり上げていくかです。

60代でも70代でも、いつでも自分で魅力的な人生のストーリーをつくっていくことはできるはずです。ただ、先に述べた分岐年齢より後に、あるいは歩行が維持できなくなってから、物語の枠組みを大きく変えるのは現実的に難しいのではないでしょうか。それが起こる前に自分の核となるセカンドライフストーリーをつくり上げ、それに沿って生きていくことを考えておきたいところです。

それができればそれ以降も、条件に合わせて自分の物語の枠組みを変化させつつ楽しくなるようなストーリーを組み立てていきやすいと思います。

もちろん、周囲の家族が物語づくりのサポートをすることも大事です。ただ口で言うほど簡単ではありません。時間をかけて取り組んでいく姿勢が求められるでしょう。

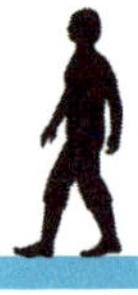

人生のストーリーをつくる力を磨くには

代理経験をたくさん積む

人生を最後の最後で支えるのは、自らの人生のストーリーをつくる力です。人生を最後まで充実化させきることができるかどうかは、自分のストーリーをつくる気力をどこまで保てるかに大きく関係します。

まずは、死ぬという最終ゴールを前提としながら、人生の下り3階段を降りていくイメージを意識し続けることが大切です。

歩けなくなったときの生活をイメージしていれば、いざ歩けなくなったときにも楽しむストーリーもつくりやすいはずですし、家族との関係も維持しやすいはずです。

では、もっと楽しく力強いストーリーをつくる力を養っていくために、何かできることはあるのでしょうか。

シンプルに考えると、本をたくさん読んで、さまざまなストーリーに触れる経験が役立つかもしれませんし、映画を観て「こういう生き方もあるのだ」と知ることが有効かもしれません。あるいは人とたくさん関わって話を聞く経験が役立つのかもしれません。実人生での経験だけではなく、このような代理経験を通して、よりよい物語のつくり方を学んでいくべきなのだと思います。

もう一つ、これについて考えるとき浮かんでくるのは、私の父親です。父は開業医でした。父親としては気難しいところもあった人でしたが、医者としては非常に責任感が強く、患者さんとクリニックのことを常に考える人でした。亡くなる1か月前まで病をおして外来で普通に仕事をして患者さんを診続けました。

その後も死の床にあってギリギリまで仕事に対する思いを持ち続け、それによって自らを律していたと思います。仕事が強い物語として最後まで父を支えていたのだろうと感じています。

社会とのコミュニケーションを保ち続ける

私が診ている患者さんのなかには、足が動かなくなっても楽しそうに生きている人がいます。それは、持って生まれた性格によるところもあるのでしょうが、周囲の人とのつきあい方にも一つのヒントがありそうです。

人が弱ってきたときには、どうしてもまわりの人の支えが必要となります。まわりの人の助けを借りることで、自分にとって楽しいストーリーをつくっていけるようにもなります。

また、まわりの人との関係のなかで自分の居場所を見つけたり、心のよりどころを得たりすることは、決して少なくないはずです。たとえば若くて体も十分動くにもかかわらず、自殺という選択をしてしまう人がいます。

東京都による「自殺に関する意識調査」（平成24年）では、「自殺したいと思ったことがある」と答えた人に対して、「自殺を考えたとき、誰かに相談したか」と質問したところ、「相談したことがない」と答えた人が73・1％にも上ったといいます。

精神的に追い込まれた人たちが、自分自身で楽しい人生のストーリーをつくっていけなくなり、さらにまわりの誰にも助けを借りることもできず、社会的に孤立している様子がうかがえます。

SNSでつながるという可能性

ひとり暮らしだから孤独、家族がいるから孤独ではないという単純な問題でもありません。家族以外にどれだけ人とのつながりを持っているかも大きな要素ではないかと思います。とくに最近はSNSを通じた、対面以外の人間関係も生活のなかで大きな要素を占める時代です。

SNSでたくさんの人とのつながりを感じ、そこで生きていくためのストーリーをつくり出す。そこには、これから人生の下り階段を経験していく人たちにとって、ヒントとなる要素があるように思えるのです。

たとえばSNSで自らの病いを公にして読者と対話する人たちも、家族では得られない別種のつながりをSNSに見出しているのは明らかだと思います。

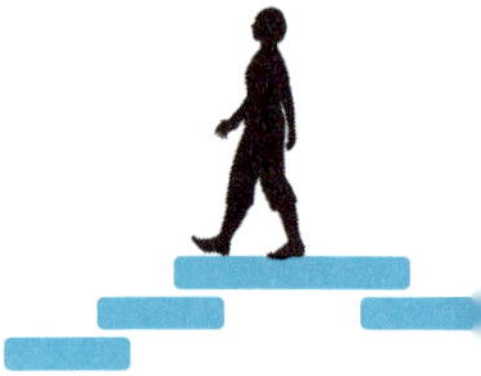

終わりよければすべてよし

人生の下り階段をどう過ごすか

「メメント・モリ」という言葉があります。「死を想え」「いつか自分に死が訪れることを忘れるな」というラテン語の警句です。

「ピンピンコロリ」というのは、自分の死について考えているようで、実際には現実から目を背けようとする一種の思考停止状態です。私たちは、自分の死について、常に頭の片隅で現実的に考えておかなければなりません。

理想をいえば、学校や社会でそれを考えさせるような教育や文化をつくっていくのがよいのでしょうが、現状では一人ひとりが気づいて実践するほかありません。たとえば、この本を読むというのが、その第一歩になればよいと思いつつ書いています。

ノーベル経済学賞を受賞したダニエル・カーネマンに「ピーク・エンドの法則」と

いう研究があります。それは「我々は自分自身の過去の経験を、ほとんど完全にそのピーク（絶頂）時にどうだったか（嬉しかったか悲しかったか）ならびにそれがどう終わったかだけで判定する」という、私たちの心が幸せを認識するときの心理的ルールです。

「ピーク以外の情報が失われることはないが、比較には使われない。使われない情報には喜びもしくは悲しみの総量、またその経験がどのくらい持続したかですらも含まれる」

つまり、人間が過去の記憶を振り返って幸福だったかどうかを判断するとき、全体経験の平均で判断するのではなくて、最後の期間の記憶に大きく影響されるということです。つまり、終わりよければすべてよし。人間には終わりがよければ幸福だと感じる脳の働きがあるようなのです。

人生の下り階段をどう過ごしたかによって、私たちは最期を迎えるときに、人生を肯定的にとらえられるかどうかが決まるといっても過言ではありません。下り階段の降り方を考えることは、納得できる人生を送ることにもつながっているのです。

本書において、私は歩行こそが幸福感を支えているというお話をしてきました。自分で好きなときに好きなお店に行き、自由に歩き回る能力が幸福感を支えている。歩行による自律の維持こそが幸福の源泉だという図式です。しかし、歩行できなくなった後の人生をどのようにクリアしていけばよいのか。そこが見えてこないことには、最終的に自分の人生を肯定できそうにありません。

エイジングパラドックスという考え方

だんだん高齢になってきて、体力が低下し、長時間にわたって歩くことが難しくなってくると、自律が失われて、幸福感は低下すると考えられます。けれども、実際にはそういった状況におかれても、心理的にうまく対処できれば幸福感は下がらないことがわかっているのです。

果たしてどう対処するのでしょうか。

人生の下り坂をどう充実させていくかにあたって、「ストーリー」とともに私がキーワードに位置づけているのが「老人力」です。

「エイジングパラドックス」という言葉があります。エイジングパラドックスとは、

「高齢になって、とくに肉体的にはいろいろとつらい状況が増えているのに、幸福感は低くない」という現象のこと。老人学で注目されている概念です。

エイジングパラドックスは、加齢に伴う資源の喪失に対する、対処がうまくできることで生じると考えられています。

大阪大学の権藤恭之《ごんどうやすゆき》氏は、以下のように説明しています。

「好きな買い物ができることは自律的な生活の要であり、行動の目標であり、それが達成されると幸福感は高くなる。自分自身で好きな時間にお店に行き、自由に歩き回わるための歩行能力は、それを支える身体的資源である。したがって、体力が低下し長時間の歩行が難しくなってくると、自由に買い物することが困難となり、幸福感は低下すると考えられる。しかし、実際はこのような状況に置かれても、心理的にうまく対処することができれば幸福感は下がらない」

幸も不幸も物の見方で決まる

対処の仕方にはいくつかのモデルがあります。

一つ目は「SOCモデル」と呼ばれるもの。選択の幅がどんどん狭くなってきたときに代替目標を設定し、その目標を達成することで幸福感を感じます。

具体的には、買い物のために遠くのお店に行けなくなったら、近くのお店で買い物をする、買い物以外の外出を控えて体力を温存する、買い物で持つ荷物の量を減らす、車いすを使って買い物をするなどの方法があります。

あるいは、外に出るのが難しくてもネット通販などで買い物は楽しめます。お店まで直接歩いて行くのではなく、パソコンがある部屋にまでは歩いて行けるという形で、自分のリソースを最適化します。また、他人の助けを借りて買い物をしてきてもらう、といった形で買い物を楽しむ方法もあります。

2つ目は、上記のような方法では目標が達成できないときの対処法です。これは、本書ではすでに何度もお伝えしている「ストーリーをつくること」と大きく関係しています。買い物に行けないことを、節約につながるからよいことだととらえなおすなど、現実と折り合いをつける方法です。

そして3つ目のモデルは、「幸福感を維持することそのものを目標にする」という方法です。その状態になるまで「できないこと」が増えているということは、死を意識せざるを得ない状況でもあります。死を意識するなかでも、「今日も朝を迎えることができた。幸せだ」「鳥のさえずりが聞こえてくる。幸せだ」などと幸せを感じることはできます。

古くから言いつくされていることですが、幸も不幸もすべては物の見方で決まるというわけです。

自分を支えるストーリーをつくる

超高齢者を受け入れる「老年的超越」

80歳～90歳以上の超高齢者になると、幸福の維持が難しくなるという説もあります。私は、人は何歳になっても幸福を維持できるという説を信じています。そこでご紹介したいのが、「老年的超越」という概念です。

アメリカの発達心理学者であるジョアン・エリクソンは、93歳のときに執筆した著書のなかで、自ら超高齢者となって身体的虚弱を経験したこと、そしてその状態を受け入れて、喜びを感じることができる新たな心理的発達を経験したと述べています。

前出の権藤氏は、この変化は、スウェーデンの社会老年学者トレンスタムが唱えた「老年的超越」という概念と関係していると述べています。

老年的超越とは、「現実にある物質世界から実際には存在しない精神世界へと、世界に対する認識が変化すること」とされています。

この変化は、3つの側面で生じると想定されています。

○社会的な側面では、社会常識にとらわれなくなる
○自己の側面では、若者にありがちな自己中心性や自尊心がいい意味で低下する
○宇宙的意識の側面では、思考の中に時間や空間の壁がなくなり、意識が自由に過去や未来を行き来するようになる

俗に徹するという悟りの境地

「精神世界にシフトしていく」というと、何やらスピリチュアルなイメージを持たれるかもしれません。しかし、私はもっと俗っぽく「欲望に素直になる」「マニアックな楽しみを見つける」といった方向もあり得るように思います。その可能性を考える材料として、たとえば、文豪、谷崎潤一郎に『瘋癲《ふうてん》老人日記』という長編小説があります。主人公の老人は77歳。体は不自由で性的不能に陥っていますが、とくに女性の足に対する性的嗜好（足フェティシズム）が執拗に描かれています。

ちなみにこの作品を書いたとき、谷崎は75歳。主人公の嗜好性や心の動きには谷崎

自身の嗜好が大いに反映されていると考えられます。もう一点注目してほしいのは、この小説が中央公論に連載されたのは１９６１年から62年にかけてであり、この時点での77歳（谷崎の実年齢であれば75歳）というのは現在の基準ですら、十分に超高齢者の定義に当てはまるということです。

その超高齢者である主人公は、持病の高血圧のため、ときに死を意識しながら、好奇心旺盛に１９６０年代初頭の東京の街を歩きます。彼はシンクロナイズドスイミングが得意であるヒロイン、颯子の「あし」を愛し、それを鑑賞するために浴室を改造し、さらには自宅の庭に20メートルのプールを造って、そこで彼女にシンクロをしてもらおうなどと計画し、実行に移します。物語の終盤で老人は、脳血栓と心筋梗塞で倒れるのですが、しまいには彼女の足形をとってそれを仏足石にして、自らの墓石にしようと企みます。

さて、この主人公を「足フェチの変な老人」と片付けてしまうのは簡単です。けれども、人生の下り階段の最終ステップを迎えた主人公の、この生き生きとした執着心を、人生の幸せを感じるロールモデルの一つとして考えることはできないでしょうか。少なくても、寝たきり生活を暗くダウンした気持ちで過ごすよりは、はるかに充実して生きているように感じられます。

この老人はとにかく想像力が豊かでストーリーをつくる力に長けています。私たちは、この力強いストーリー作成能力に学ぶ必要があります。

ここでは人間の本能に近い象徴的な一例として、谷崎のつくり出した生命力あふれる老主人公を援用しました。神仏の方向に向かうのとはずいぶんとベクトルは違いますが、これも充実した生を楽しむ一つの方向かもしれません。

人生を楽しむベクトルはさまざまにあります。それは花鳥風月に対する感受性かもしれませんし、あるいはもっと生々しい欲望なのかもしれません。いずれにせよ、体は動かなくても目で楽しい情報を探して人生を楽しむ、目が見えなくてもまわりの人の話し声や聞こえてくる音で物語を想像して楽しむ、耳が聞こえなくなれば、頭の中で楽しむ。それぞれ得意な方向に自分を支える物語をつくっていけばよいと思うのです。おそらく体の動きにさまざまな制限が加わるほど、どんな想像を抱いても、まわりに迷惑をかけにくい状態にあると思われます。

最後の最後は好きなだけ想像力を羽ばたかせて、自分の欲望に忠実になるのもよいのではないでしょうか。

COLUMN 6

足病医学ができること

足病医学が最も得意とするのは、歩行動作解析による早期介入です。たとえば、実際にその人が足の痛みなどの自覚症状を感じる前から、足の変形やバランスの不均等を指摘して保存的な治療をします。

このような特徴を利用して足の健康を守る商品の開発などにつなげるため、下北沢病院で行っているのが、「足ビジネスハッカソン」です。病院内に設置された産官学のコンソーシアムで、30社近いさまざまな企業が参加しています。

すでにこのハッカソンから高齢者の足にかかる負担を軽減したシューズ、足のアーチを確保するための靴下など、いくつかのプロダクツを世に出しています。そのほか、高齢者の転倒を予知する新しいマーカーを探そうと、さまざまな研究機関とコラボレーションを行っています。

さらに大きな構想として、足病医学の知識をフル活用し、歩行という観点から新しい都市づくりを考えるスマートシティ構想の提案などにも動き出しています。

日本の足と歩行の文化を変え、直面する超高齢社会を支えるためには、産官学が結びついて動く必要があります。この小さな病院からさまざまな仕掛けを考え、各方面に働きかけて大きなうねりをつくっていきたいと思います。

第7章

アジア初の足病院ができること

歩き続けることとUMN

今、医療で求められていること

本書を通して、日本にはこれからまさに必要なはずの医療である足病科がないという話をしてきました。この必要とされる医療がないという状態について、私がどのように考え、どう解決しようと考えるようになったのか。それを少しお話しさせてください。その話をする際に、私の臨床医以外のもう一つのキャリアである製薬企業における研究開発の仕事に触れるとわかりやすくなるように思います。なぜなら普通に臨床医として過ごしているだけだったら、私が今のような思考で医療を考えることはなかったはずだからです。

私はいろいろな偶然も手伝って、過去10年ほど、患者さんを診るといういわゆる臨床医の仕事と並行して、製薬企業で薬の研究開発の仕事に携わってきました。その仕事をするようになって「アンメット・メディカル・ニーズ（UMN）」という概念と出会いました。そして、この製薬企業的思考法と出会ったことが、私の医療に対する発想を大きく変えたのです。

　アンメット・メディカル・ニーズは、とくに外資系製薬企業を中心に使われ、一般化してきた言葉です。直訳すると、「いまだ満たされていない医療でのニーズ」ということになります。

　製薬企業は、治療法が確立されていない領域で治療薬を開発することに存在価値を見いだしています。たとえば、がんの治療はいまだに十分に満たされていない領域です。製薬企業としては、その特効薬をつくって、アンメット・メディカル・ニーズを満たしたいわけです。近年の典型的な例でいえば、本庶佑《ほんじょたすく》さんたちが大きく変えた「がん免疫療法」は、がん治療のある領域でのアンメット・メディカル・ニーズを満たしました。その基礎になる発見をしたことが評価されて、ノーベル賞を受賞したのです。

　このアンメット・メディカル・ニーズは時代ごとに変化していて、１００年前は細菌などの感染症が、30年前であれば高血圧などの生活習慣病があげられ、それぞれ画期的な薬が開発され、人々の病気に対する概念を変えました。私自身も、UMNを満たすための研究や開発に取り組んでいたのです。

人生100年時代のアンメット・メディカル・ニーズ

これまでの話でおわかりのように、人生100年時代のUMNを考えるとき、現在日本が突入している超高齢社会を前提条件とすれば、たとえば認知症、孤独死、老老介護といった難問があります。そのとき、共通して解決しなければならない巨大なUMNとして、「歩行の維持」があげられるのではないでしょうか。

UMNとしての歩行の維持。それはどうしたら実現できるのでしょう。あるいは「歩けるようにする薬」を開発すればよいのかもしれません。しかしながら、歩けなくなる前段階ともいえる「歩行を弱める原因」は千差万別です。老化、足の変形、痛み、血管障害あるいは認知症が原因の場合もあります。また痛みもさまざまな病気から生じます。さらに、糖尿病性神経障害のように痛みを感じることができないから、足に障害が起きても気がつかないといった場合もあります。そうなると、足と歩行の万病に効く「歩けるようにする薬」を開発するのは現実的ではありません。

そんななか、北米の足病医学とのつきあいを通じて、足と歩行の維持という課題についての、根本的とらえなおしをする必要があることに気がつきました。足病医の大きな特徴は「足を臓器として考える」ことです。さらには足の病気の基礎疾患としてもっとも重要な糖尿病を中心とした内科的知識も重要です。

足は外から皮膚があり、脂肪などの皮下組織があり、筋肉、血管、神経、骨があります。日本では、皮膚は皮膚科、筋肉と骨は整形外科、血管は血管外科というふうにそれぞれ診療科が分かれています。足を一つの臓器としてとらえるためには、各領域の知識を統合する必要があります。

それにはどうするべきか。「それぞれの分野を学びなおす」という教科書的なお題目では、実践的な、患者さんに役立つ医療にはつながりません。

いろいろ考えた末、足の総合病院をつくろうと決めました。北米の足病学を核にした「足と歩行を守る病院」をつくり、そこからの学びを個々の患者さんやその家族、さらに社会にフィードバックしていく。それが自分の仕事だと思ったのです。

こうして下北沢病院の開設に向けたプロジェクトがスタートしました。

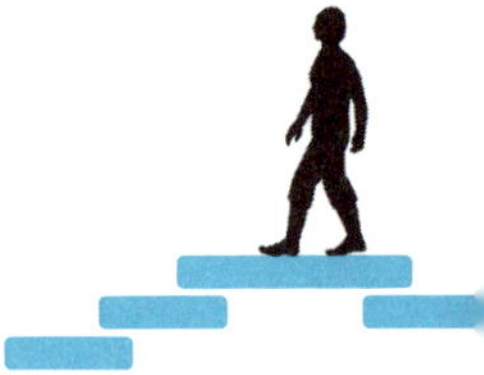

足の総合病院をつくるまで

足の総合病院をつくろう

足病医学の大きな特徴は「足を臓器として考える」ことです。しかし、お話ししたように、日本の医療においては、それぞれ診療科が分かれています。足のための皮膚科は私が診療するとしても、理想の足病院をつくるためにはそれ以外の各診療科に足のエキスパートが必要です。

幸いなことに、足という領域で各診療科で積極的に活動をしている若い医師たちが存在し、足病学に興味を持っているということを、私は知っていました。彼らに声をかけ、下北沢病院にスカウトする活動から始めました。

たとえば「大学病院に勤務している」というと、世間的には一目置かれるのかもしれませんが、既存の診療科の枠組みに組み込まれることでもあります。一定のキャリアを積めば、どんな地位に就けるかの見通しも立ってしまいますし、たとえば、教授になったからといって世界観が変わるような体験ができるわけでもありません。

各病院から有能なプレイヤーが集結

今回集めた医師たちは全員、大学を中心とした基幹病院勤務で、しかも将来を嘱望されていた若手医師たちです。そういった人たちを口説くには、未知の領域をつくるおもしろさを感じてもらおうと思いました。

「このままのキャリアの延長線上で本当に納得しながら仕事ができると思う？　足という領域に興味があるのだったら、ここでおもしろいチャレンジをしてみないか？　自分たちでこれまで日本に存在しなかった新しい診療科を立ち上げるなんて経験は他では絶対できないよ」

要するに、大企業に勤務する人に、ベンチャー企業で働いてみないかと持ちかけるようなものです。

足病の領域では、複数の診療科の人たちと協力しないといい治療につながりません。いろいろなチームから有能なプレイヤーを集めて、新しい仕事をつくり上げる。そのストーリーをおもしろがってくれる人とは必ず一緒に仕事ができると信じていました。結果、有能なぶんだけそれぞれの信念も強い医師たちが集まりました。ときにはぶつかることもありマネージメントするのは思ったより大変ですが、彼らの情熱に支えられながら開院にこぎ着けたのです。

下北沢病院から情報発信する

日本では「足病科」「足病医」という単語へのなじみがまだまだ少なく、「足病科」を新たな診療科として立ち上げるのも困難です。まずは、整形外科、皮膚科、形成外科、血管外科、内科、老年科といった足の病気に関連する診療科のエキスパートが足病学の臨床的な知見を学べる場をつくろうと考えました。そこで、下北沢病院に「足病総合センター」を設置し、足の専門病院として機能させることにしたのです。

もちろん、50床程度の小病院をつくったからといって、足病医の認知度が一気に高まるものでもありません。そうではなく、飲んだ薬が血流にのって全身に広がり徐々に作用して影響を及ぼすように、この病院の活動がじわじわと広がっていくことを期待しています。

たとえば、全国の病院の各診療科から足病の領域に興味のある人が研修に来て、持ち帰った知見を活かしながら仕事をする。一方で、私たちも各診療科の知見をフィードバックしてもらいながら下北沢病院を進化させていく。足の健康全体に効果のある飲み薬を開発する代わりに、日本人の足の寿命を延ばす病院を開発した。そのような思いで日々活動しています。実際にいくつかの大学から、足病に興味を持った若手医師たちが研修に来てくれています。

そういう意味では、下北沢病院の経営の考え方は、普通の市中病院とは違うのかもしれません。普通の病院は、生き延びるための経営判断として病院の独自性を模索するわけですが、そもそも下北沢病院は医療の状況を動かすという目的で病院そのものがつくられ、その動きの一環として足病総合センターを設置しています。

先日もソウルで国際学会があったときに、下北沢病院の話をしたところ、いろいろな人から提携したいという声をいただきました。そのときおもしろかったのは、アメリカの足病科の教授たちが非常に興味を持ってくれたことです。彼らは日本に足病科がないことを知っていますから、「ようやくこのような病院ができるのか」と感慨深そうにしているのが印象的でした。

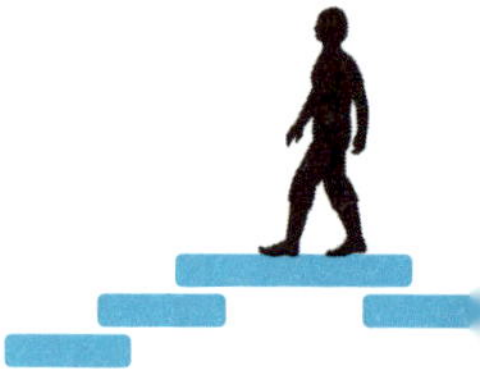

足の問題を一貫して診る

診療科の垣根を越えて治療する

下北沢病院には、軽症から重症まで、さまざまな患者さんが来院します。軽症の例でいえば、足のウオノメやタコ、爪の変形、外反母趾で足が痛いという方もいらっしゃいますし、水虫を治したいという方もいます。

もちろん、足の捻挫《ねんざ》、骨折の治療に訪れる方もいれば、近隣の病院から下肢救済《かしきゅうさい》が必要な患者さんを紹介されることもあります。下肢救済とは、文字どおり「下肢を救う」ということ。放っておくと切断しなければならなくなるような状態の足を、手術によって切らなくても済むようにすることです。下肢救済が必要となる代表的な病気には、「足の心筋梗塞」とも呼ばれる下肢閉塞性動脈硬化症（ＡＳＯ）があります。

また、糖尿病で足が壊疽《えそ》（腐ること）を起こし、切断を余儀なくされる場合があります。これなどは、もっとも重篤な例の一つといえるでしょう。

要するに、足病には軽症から重傷まで幅の広い症状が包括されています。足病のAからZまで、それを一貫して診るというところに、当院の大きな特徴があります。

足病を一貫して診るには、診療科の垣根がないというのも大きなポイントです。足を一つの臓器としてとらえると、「皮膚」「脂肪」「筋肉」「骨」「血管」「神経」という要素があります。現在の日本の専門領域の区割りでは、皮膚は皮膚科、骨と筋肉は整形外科、神経は神経内科、あるいは糖尿病内科が診て、血管は血管の専門医が診るという形で細分化されています。それを全部一つに集めて、それぞれの領域のスペシャリストの力を結集して治療する体制をつくったわけです。

たとえば、ある足の病気を抱える患者さんがいたとき、「皮膚科的にはこういうふうに治療するべきだ」「整形外科的にはこんな治療をすべきだ」「内科的にはこう考える」などと意見を交わし合いながら、ベストな選択を探っていきます。

また、ある患者さんが手術を受けるときに、しばしば内科の医師がオペ室に入り、手術のすべてを見学します。一般の読者にはわかりにくいかもしれませんが、普通の病院ではありえない光景です。「外科のテリトリーになぜ踏み込んでくるのだ」と非難されてしまうからです。しかし、下北沢病院では外科医がオペをしながら内科医に内科的視点からのアドバイスを聞くこともできるのです。また内科医は外科医が手術する過程をすべて見ることで、より立体的な術後の疾患イメージを得られます。

このように一人の患者さんを各診療科の医師、看護師、理学療法士、作業療法士、靴の装具士といったさまざまな領域で一緒に診る。その際に起こるプロフェッショナルな意見を平等にぶつけ合う。ぶつけ合って乗り越える。そのなかから患者さんにとってベストの治療を選択できるのだと思います。

診療科のカルチャーをぶつけ合う

医療の世界では、診療科ごとに独自のカルチャーがあります。簡単にいうと、同じ患者さんを診たときに「そこまで治すことにこだわらなくてもいい。治りきっていなくても、退院してリハビリで回復させるほうがいい」と考える診療科もあれば、「完治させてから退院させたほうがいい」と考える診療科もあります。

単純に外科医は外科的に解決したいと発想しますし、内科医は内科的なアプローチを重視するわけです。実際に下北沢病院で経験してみて、私たち医師自身がその差異の大きさに改めて驚いたくらいです。しかし、それぞれ違った文化を持っていること自体はまったく問題ではありません。それどころか違った文化を衝突させることで、より深い視点で患者さんのためのベストな治療法を見つけていくことができます。

このような話を聞くと「そんなの当たり前だ」と思うかもしれませんが、現実問題として、多くの大学病院では皮膚科医は皮膚科の医局に所属し、血管外科医は外科の医局に所属し……という具合に、縦の関係に縛られる組織のなかで仕事をしています。それほど意図しなくても、いつの間にか自らの診療科のボスの発言を忖度しながら仕事をしてしまうケースも少なくありません。

下北沢病院には医局は一つしかなく、診療科同士の関係もイーブンです。イーブンな関係のなかで衝突を起こし、それを解決することに大きな意味があるのです。言ってみれば、ブラックジャックのような超人的な医者を集めて治療するのではなく、仮に一人ひとりが平均的な能力だったとしても、それぞれの力を結集することで、一人のブラックジャックを超えるような治療ができる。そんなイメージでとらえています。

この病院が超高齢社会を迎えた日本に何を伝えられるか、チャレンジは始まったところです。

COLUMN 7

ジャズ界の巨人、スティーブ・ガッドとポダイアトリー

スティーブ・ガッドというジャズドラマーがいます。ニューヨークを拠点に、1970年代半ばから現在まで第一線で活躍を続けるドラマーであり、私自身も彼が1970年代にスタッフというバンドで一世を風靡した頃から追いかけて聴き続けているミュージシャンです。日本にもいまだに年に数回はやってきて、ライブハウスに出演しています。

つい数か月前にも、東京のジャズクラブ、ブルーノート東京にやってきました。たまたま知人の厚意もあってファーストギグとセカンドギグの合間に楽屋に入れてもらい、少し話をする機会を得たのです。私もそれなりの年齢になり、相当に面の皮が厚くなってきたつもりでしたが、昔からのヒーローを前に、久しぶりに緊張してしまい、うまく話ができません。ギクシャクしたやりとりの後、仕事を聞かれたので医者だと答えました。

スティーブはさして興味もなさそうに、しかし愛想よく「そうかいドクターなのか。じゃあ東京で何かあったら診てもらおう」と答えてくれました。しかし、私が「今、ポダイアトリーの病院をやっているんだよ」と言った瞬間、彼の目の色が変わりました。「ええ！ ポダイアトリーの病院だって？ 日本にも足病医がいるんだね。実は右足の関節が痛くて」と訴えてきました。自分の足を指さしながら「バスドラムをキックするときにここがひどく痛むんだよね。明日から関西なんだけれど、東京に戻ってきたら必ず行くから、ぜひ診てほしい。ここ（青山）から病院までどのくらいかかるんだい？」と、その後は会話が弾みました。

つい興奮して、「日本に足病科という新たな診療科を根付かせるべく奮闘する私に、神が贈り物を与えてくれた」。そう友人に話をすると、彼女はやや呆れたような笑顔を浮かべつつ、しかし元気よく「そうだね！」と答えてくれたのでした。

おわりに

最後までお読みいただき、ありがとうございました。

本書をお読みになって、どのような感想をお持ちになったでしょうか。

「なんだか、普通の健康書とはちょっと違うな」

そんなふうに思っていただけた方、ありがとうございます。よくある健康書とは違うもの、を目指した私にとってはとても嬉しい感想です。

「100歳まで足の健康を保つには、毎日1万歩、歩くとよい」

たとえば、仮にこれが一つの〝正解〟だったとして、私はこの本のなかでそのような〝正解〟を提示することを極力避けてきました。どうしても伝えなければいけない常識はお伝えしましたが、正解を押しつけないように気をつけたつもりです。

健康書が無自覚に正解を伝えることには、二つの問題があります。

一つは、読者から自分で考える力を奪ってしまうということ。何度でも繰り返しますが、健康は人から与えられるものではなく、自分で闘ってつかみとるべきものです。そのためには家族の力も借りるし、友人・知人の力も借ります。そして、社会の力も借ります。そのうえで自らつかみとるのです。

「闘う」というと、何か人と争ったり、クレームをつけたりするイメージでとらえる人がいるかもしれません。そうではなく、自分で目標を設定して、幸せになるために努力するということです。

幸せになるための人生の歩み方など、最終的には人それぞれ。本を読んで簡単に正解が見つかるようなものではありません。

だから、私が本書で明確にしたかったのは、あくまでも「歩くこと」の意義と重要性だけです。どのように、どれだけ歩くのかは、ご自身で試行錯誤しながら見つけていただきたいと考えています。

そしてもう一つの問題は、「モチベーションが続かない」という問題です。

仮に「毎日1万歩歩く」があなたにとっての正解だったとして、それを知っただけでハッピーになれるでしょうか。

知ることと実践することには、決定的な隔たりがあります。それを乗り越えるためのヒントとして、私は「人生の後半を生きるための核となるセカンドライフストーリーをつくること」の大切さを繰り返しお話ししてきました。

当然ながら、私が思いつくストーリーよりは、あなたが人生経験を通じて編み出した、もしくは家族や友人・知人の助けを借りながら紡ぎ出したストーリーのほうが、はるかにモチベーションに火をつけてくれるはずです。

ちなみに私がこの本を書き進めるのに際して、最大のモチベーションとなったのは、近年経験した自分の両親の死でした。この本が「足と歩行」という当初の枠組みをややはみ出して「歩行が維持できなくなった後」「階段を降り始めた後」にまで触れることになったのはそのためです。

実はある本がずっと頭の奥に浮かんでいました。アトゥール・ガワンデの書いた*『死すべき定め』です。

数年前、ある学会の帰りに、ニューヨークのジョン・F・ケネディ空港で少し待ち時間がありました。空港内の書店で時間をつぶしているときに、この本を偶然手にとったのです。いや、正直に言うと偶然というのは、やや正確ではありません。その前年に母を亡くし、学会の直前に父のがんが再発したという報せを聞いた、そんな状況のなかで「Being Mortal: Illness, Medicine and What Matters in the End」（直訳すれば「死ぬべき存在――病気と医学、最後の時のことども」でしょうか）という題名に惹かれて手が伸びたのだと思います。

パラパラと最初の数ページを立ち読みして止まらなくなったので、すぐ購入し、帰りの飛行機の14～15時間食事もとらずに、ひたすら読み続けました。両親のことを考えつつ読んでいたので、途中涙が止まらず、食事どころではなかったのです。また涙が出ているのを客室乗務員に見られないように苦労したことを思い出します。

職業柄もあって医療ものの書籍にはすれっからしといえる私にとっても、過去10年で読んだ医学関係の本で、いや一般書も含めて、もっとも心に食い入る一冊となりました。

この本の主題は、患者本人もその家族も、そして医療者も、死をどのように受容すべきか、ということだと思います。著者のガワンデが、自分の父親を看取る過程も重要なエピソードの一つとして本のなかに出てきます。


彼は苦悩しながらも、やはり医師であった自分の父親を、静かに穏やかに看取るのです。私はこの『死すべき定め』を大いなる感動をもって読み、胸に刻み込んだものです。同時に、もし自分が母を亡くす前にこの本を読んでいたら、もっとよい看取りができただろうにと、とても残念に思ったものでした。そして、最初の発症から10年近くたったにもかかわらず、今回は治癒が望めない場所にがんが再発してしまった父のことを、今度こそはしっかり看取りたいと強く願いました。

その後、紆余曲折がありました。結果からいえば、自分の納得のいく形で父を看取ることはできませんでした。そのことへの後悔と償いの気持ちが、この本を書き進める、最大のモチベーションとなったのです。

冒頭でお伝えした、次の言葉がすべてです。

「歩行を維持することが、人生の幸せを決める」

足の寿命こそが、あなたの充実した生と密接に関係するのです。読者の方には、人生の下り階段を自分の足と意思で降りてほしい。そのためにも、ご自身の足と真剣に向き合っていただきたいと願っています。

ぜひ、ともに幸せな１００歳を迎えましょう。

２０１９年　２月　久道勝也

＊邦訳『死すべき定め—死にゆく人に何ができるか』
アトゥール・ガワンデ 著、原井宏明 翻訳（みすず書房）

参考文献

Hylton B. Menz　『Foot Problems in Older People: Assessment and Management』2008.

鈴木隆雄　『超高齢社会の基礎知識』講談社現代新書,2012.

Perry J, Burnfield JM　『Gait analysis. Normal and Pathological Function. SLACK Incorporated』1992.

Valmassy RL　『Clinical biomechanics of the lower extremities.Mosby』1996.

Thomas C.Mishaud,加倉井周一　『臨床足装具学　生体工学的アプローチ』医歯薬出版,2005.

厚生労働省「平成27年人口動態統計」

Fowkes FG et al.Int J Epidemiol.1991;20:384-392

宮田哲郎ら　「日心外会誌」2016;45:1-52

日本動脈硬化学会　「禁煙宣言」　www.j-athero.org

日本動脈硬化学会　『動脈硬化性疾患予防のための脂質異常症治療ガイド』2013.

日本動脈硬化学会　「運動療法」www.j-athero.org/guide/chiryo/02.html

Monteiro-Soares M, Boyko EJ, Ribeiro J, Ribeiro I, Dinis-Ribeiro M (2011) Risk stratification systems for diabetic foot ulcers: a systematic review. Diabetologia 54:1190-1199.

Boulton AJ, Armstrong DG, Albert SF, Frykberg RG, Hellman R, Kirkman MS, Lavery LA, Lemaster JW, Mills JL, Sr., Mueller MJ, Sheehan P, Wukich DK, American Diabetes A, American Association of Clinical E (2008) Comprehensive foot examination and risk assessment: a report of the task force of the foot care interest group of the American Diabetes Association, with endorsement by the American Association of Clinical Endocrinologists. Diabetes Care 31:1679-1685.

日本糖尿病学会 編　『科学的根拠に基づく糖尿病診療ガイドライン』115-125南江堂, 2010.

Leese GP, Reid F, Green V, McAlpine R, Cunningham S, Emslie-Smith AM, Morris AD, McMurray B, Connacher

AC (2006) Stratification of foot ulcer risk in patients with diabetes: a population-based study. International journal of clinical practice 60:541-545.
Tomita M, Kabeya Y, Okisugi M, Kawasaki M, Katsuki T, Oikawa Y, Shimada A, Atsumi Y (2014) Development and assessment of a simple scoring system for the risk of developing diabetic foot. Diabetology International 02.
Boyko EJ, Ahroni JH, Stensel V, Forsberg RC, Davignon DR, Smith DG(1999)A prospective study of risk factors for diabetic foot ulcer. The Seattle Diabetic Foot Study. Diabetes care 22:1036-1042.
Singh N, Armstrong DG, Lipsky BA(2005)Preventing foot ulcers in patients with diabetes. JAMA 293:217-228.
AmericanDiabetesAssociation (2003) Peripheral arterial disease in people with diabetes. Diabetes care 26:3333-3341.
Jha P, Ramasundarahettige C, Landsman V, Rostron B, Thun M, Anderson RN, McAfee T, Peto R (2013) 21st-century hazards of smoking and benefits of cessation in the United States. N Engl J Med 368:341-350.
Apelqvist J, Bakker K, van Houtum WH, Nabuurs-Franssen MH, Schaper NC (2000) International consensus and practical guidelines on the management and the prevention of the diabetic foot. International Working Group on the Diabetic Foot. Diabetes/metabolism research and reviews 16 Suppl 1:S84-92.
Smith L. Histopathologic characteristics and ultrastructure of aging skin, Cutis. 43(5):414-24.1989
Mickle KJ et al, Effects of Age on Strength and Morphology of Toe Flexor Muscles, J Orthop Sports Phys Ther. 46(12):1065-1070, 2016
Menz HB et al, Plantarflexion strength of the toes: age and gender differences and evaluation of a clinical screening test, Foot Ankle Int. 27(12):1103-8, 2006
James B et al, Active and passive mobility of lower limb joints in elderly men and women, Am J Phys Med Rehabil 68:162–167,1989
Nigg BM et al, Range of motion of the foot as a function of age, Foot Ankle 13:336–343, 1992

※本文中で記したものは除く

下北沢病院の医師

曲がった事(足)が大嫌い!
(変形した足の矯正手術のマスターです)

整形外科

菊《きく》池《ち》恭《きょう》太《た》(写真左)

下北沢病院
足病総合センター長

北里大学医学部卒業後、北里大学病院整形外科、北里大学病院整形外科助教を経て国内医療機関に勤務。横浜総合病院整形外科医長および同病院創傷ケアセンターを経て現在に至る。

「足を守る、健康を守る」きくちまもるです

形成外科

菊《きく》池《ち》守《まもる》(写真左から2人目)

下北沢病院 病院長

大阪大学医学部卒業後、国内の医療機関に勤務。米国ジョージタウン大学創傷治癒センター留学、足病学と出会う。帰国後、佐賀大学医学部附属病院形成外科診療准教授を経て現在に至る。

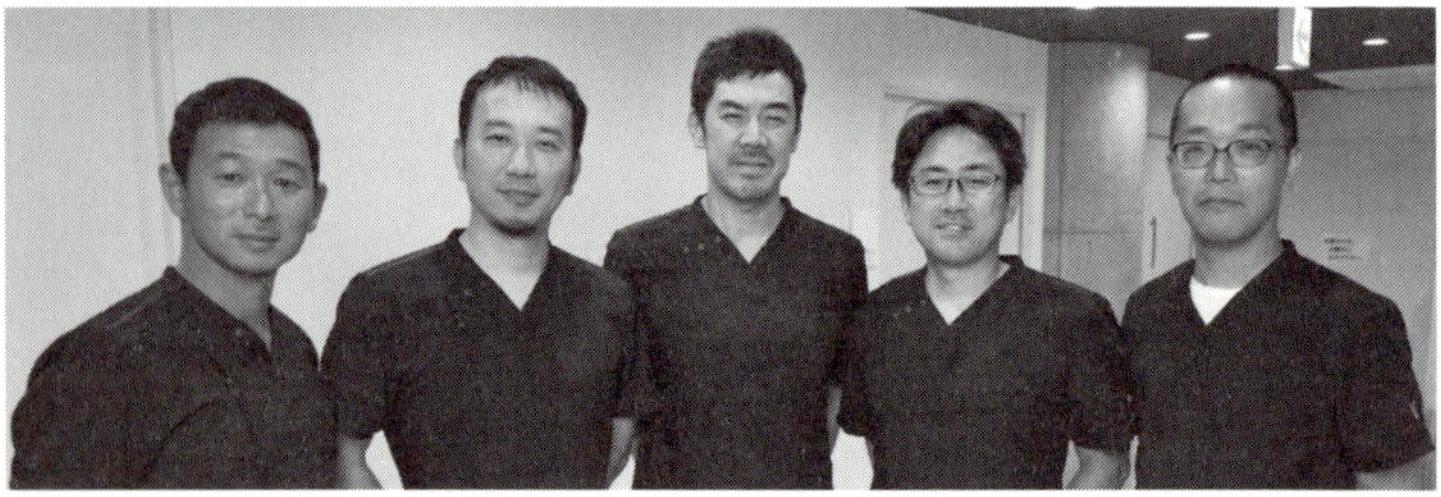

あしの血管トラブル、まかせてください!

血管外科

長《なが》﨑《さき》和《かず》仁《ひと》(写真右から2人目)

下北沢病院 副院長

慶応義塾大学医学部卒業後、国内の医療機関に勤務。スタンフォード大学外科フェローとして渡米。帰国後、浜松日本赤十字病院外科部長・創傷ケアセンター勤務、さいたま市立病院血管外科医長を経て現在に至る。

糖尿病の患者さんの足を
守るのは内科医の仕事です

糖尿病内科

富《と》田《み》益《た》臣《ますおみ》(写真右)

下北沢病院
糖尿病センター長

東京慈恵会医科大学卒業後、糖尿病治療では国内有数の施設である東京都済生会中央病院 糖尿病・内分泌内科に勤務。特に糖尿病・生活習慣病を起因とした足の治療に従事し、現在に至る。

協力
河辺信秀/関 耕二

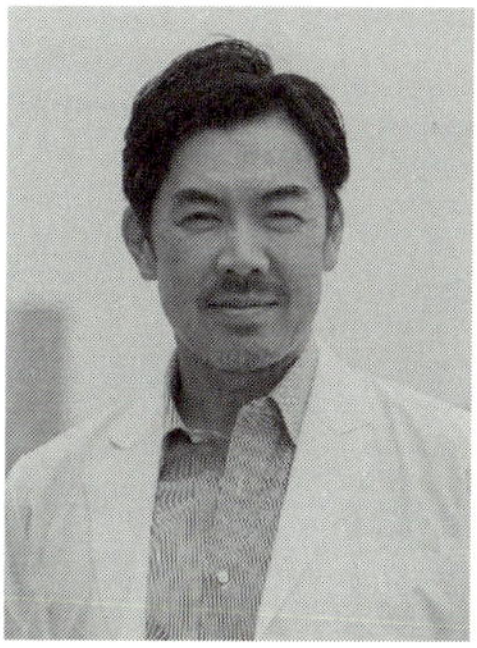

久《ひさ》道《みち》勝《かつ》也《や》

医療法人社団青泉会下北沢病院理事長・医師。ロート製薬最高医学責任者。1964年静岡県生まれ。1993年獨協医科大学卒業。同年に順天堂大学皮膚科入局。2007年米国ジョンズ・ホプキンス大学客員助教授。2009年よりヤンセンファーマ研究開発本部免疫部門長、アラガン社執行役員などを経て、14年からロート製薬研究開発本部執行役員。2019年より現職。2016年7月から下北沢病院理事長を兼務。日本皮膚科学会認定専門医、アメリカ皮膚科学会上級会員、アメリカ皮膚外科学会上級会員、国立研究開発法人日本医療研究開発機構・再生医療評価委員など。

死《し》ぬまで歩《ある》きたい！
人生《じんせい》100年時《ねんじ》代《だい》と足《そく》病《びょう》医《い》学《がく》

2019年3月31日　第1刷発行

著　者　久《ひさ》道《みち》勝《かつ》也《や》
発行者　佐藤 靖
発行所　大和《だいわ》書房
東京都文京区関口1-33-4　〒112-0014
電話　03(3203)4511
印　刷　厚徳社
カバー印刷　歩プロセス
製　本　ナショナル製本

ISBN 978-4-479-78458-6
http://www.daiwashobo.co.jp

装丁
水戸部功

装丁イラスト
岡野賢介

本文デザイン
庄子佳奈

本文イラスト
伊藤美樹

校　正
酒井正樹

編集協力
渡辺稔大

DTP
EDITEX

協力
下北沢病院